W0268834

ISBN 978-3-662-27231-2   ISBN 978-3-662-28715-6 (eBook)
DOI 10.1007/978-3-662-28715-6

Biochemische Zeitschrift. Bd. 160, Heft 4/6.

Die
Biochemische Zeitschrift

erscheint in zwanglosen Heften, die in kurzer Folge zur Aus=
gabe gelangen; je sechs Hefte bilden einen Band.

*In der Regel können Originalarbeiten nur Aufnahme finden, wenn
sie nicht mehr als $1\frac{1}{2}$ Druckbogen umfassen. Sie werden mit dem
Datum des Eingangs versehen und der Reihe nach veröffentlicht, sofern
die Verfasser die Korrekturen rechtzeitig erledigen. — Mitteilungen
polemischen Inhalts werden nur dann zugelassen, wenn sie eine tatsächliche
Richtigstellung enthalten und höchstens zwei Druckseiten einnehmen.*

Manuskriptsendungen sind an den Herausgeber,

*Herrn Prof. Dr. C. Neuberg, Berlin-Dahlem, Hittorfstr. 18,
zu richten.*

*Die Verfasser erhalten bis 100 Sonderabdrucke ihrer Abhandlungen
kostenfrei bis zu einem Umfang von $1\frac{1}{2}$ Druckbogen, von größeren Arbeiten
nur bis 75. Doch bittet der Verlag, nur die zur tatsächlichen Verwendung
benötigten Exemplare zu bestellen. Über die Freiexemplare hinaus bestellte
Sonderdrucke werden berechnet. Die Herren Mitarbeiter werden jedoch in
ihrem eigenen Interesse dringend gebeten, sich, wenn irgend möglich, mit
der kostenfrei zur Verfügung gestellten Anzahl zu begnügen, und falls
mehr Exemplare unbedingt erforderlich sind, deren Kosten vorher vom
Verlage zu erfragen, um unliebsame Überraschungen zu vermeiden.*

Verlagsbuchhandlung Julius Springer
Berlin W 9, Linkstraße 23/24.

---

160. Band.   Inhaltsverzeichnis.   Heft 4/6.

Fortsetzung des Inhaltsverzeichnisses siehe 3. Umschlagseite

Fütterungsversuch an Ziegen mit Ammoniumacetat, Harnstoff und Hornmehl als Eiweißersatz.

Von

Ernst Paasch.

(Aus dem agrikulturchemischen und bakteriologischen Institut der Schlesischen Friedrich-Wilhelms-Universität zu Breslau.)

(Eingegangen am 21. Mai 1925.)

Allgemeine Übersicht.

Dieser Fütterungsversuch, der im Sommerhalbjahr 1923 am agrikulturchemischen Institut in Breslau ausgeführt wurde, sollte dazu beitragen, eine auch schon früher am Institut bearbeitete Frage zu lösen. Nämlich, welchen Einfluß bei reichlichem Produktionsfutter mit engem Eiweißverhältnis der Ersatz eines größeren Teiles von verdaulichem Reineiweiß durch einfachere N-Verbindungen — in diesem Falle Ammoniumacetat, Harnstoff und Hornmehl — auf die Milchproduktion sowie Art und Umfang der Verdauung der Nährstoffe ausübt. Damit schließt er eng an die Arbeit an, die 1922 von *Ungerer* am selben Institut ausgeführt und unterdessen in dieser Zeitschr. 147, H. 3/4 veröffentlicht worden ist; er kann in mancher Hinsicht als deren Fortsetzung gelten.

Nach eingehenden Versuchen von *Völtz*[1]), *Morgen*[2]) und *Scheunert*[3]) können nichteiweißartige N-Verbindungen bei weitem Nährstoffverhältnis das Eiweiß hinsichtlich Fleischansatz und Milchproduktion beim Wiederkäuer im Gegensatz zu Tieren mit einfachem Magen in gewissem Umfang ersetzen. In den Jahren 1921 bis 1923 bemühten sich dann in getrennten Untersuchungen *Völtz*[4]), *Honcamp*[5]), *Hansen*[6]) und *Morgen*[7]) festzustellen, ob die Amidsubstanzen das Produktions-Futtereiweiß in seiner vollen Leistungsfähigkeit ersetzen könnten, und kamen auf Grund ihrer Arbeiten dazu, diese Frage bis zu einem gewissen Grade zu bejahen, da nach *Honcamp*[8])

---

[1]) *Völtz*, diese Zeitschr. **102**, 151, 1920.

[2]) *Morgen*, Die landwirtschaftl. Versuchsstationen **73**, 285, 1910; **75**, 265, 1911.

[3]) *Scheunert*, diese Zeitschr. **133**, 137, 1922.

[4]) *Völtz*, Landwirtschaftl. Jahrbücher **59**, 321, 1924.

[5]) *Honcamp*, Zeitschr. f. angew. Chem., Nr. 8, **36**, 45, 1923; *Honcamp* und *Schneller*, diese Zeitschr. **138**, 461, 1923.

[6]) *Hansen*, Landwirtschaftl. Jahrbücher **59**, 141, 1923.

[7]) *Morgen*, Die landwirtschaftl. Versuchsstationen **99**, 1, 1922.

[8]) *Honcamp*, diese Zeitschr. **143**, 155, 1923.

„in einer normale Mengen Reineiweiß enthaltenden Ration ein teilweiser Ersatz des Reineiweißes durch Harnstoff bis zu etwa 30 bis 40 Proz. ohne erhebliche Schädigung der Milchproduktion möglich sei“. Allerdings wirkte nach den Versuchen *Hansens* selbst bei ausreichenden Mengen von Kohlenhydraten der Harnstoff auf die Lebendgewichtszunahme weniger günstig als das Eiweiß, wenn auch bei Dauerperioden eine allerdings nicht sehr große Zunahme an Lebendgewicht erfolgte. Wegen dieser im ganzen günstigen Ergebnisse wirft *Hansen*[1]) die Frage nach der allgemeinen Durchführung der Harnstofffütterung in der landwirtschaftlichen Praxis namentlich für Zeiten der Eiweißknappheit auf. Denn bekanntlich kann die Landwirtschaft die für die Viehfütterung erforderlichen Mengen von Kohlenhydraten selber verhältnismäßig leicht erzeugen im Gegensatz zu dem notwendigen Eiweiß, als deren Ersatz ihr dann synthetisch hergestellte N-Salze angeboten werden könnten. Demgegenüber glaubt *Th. Pfeiffer*[2]) aus den Angaben *Hansens* darauf schließen zu müssen, daß das günstige Resultat nur scheinbar durch Harnstoffverfütterung, in Wirklichkeit durch gleichzeitigen Fleisch- oder Fettabbau des Körpers erzielt worden sei; auch weist er mit Hilfe eingehender Rentabilitätsberechnungen die wirtschaftliche Unzweckmäßigkeit der Harnstofffütterung für die nächste Zeit nach. *Ungerer*[3]) schließt sich auf Grund der von ihm gefundenen Resultate dem Urteil *Pfeiffers* an. Die vorliegende Arbeit behandelt, wie eingangs erwähnt, ebenfalls das hier erörterte Problem.

Der Versuch wurde im Stalle des agrikulturchemischen Instituts mit dessen fünf Ziegen in Form des Periodensystems ausgeführt. Vier Ziegen dienten, um die Vorgänge des Stoffwechsels erkennen zu können, zu Ausnutzungsversuchen und kamen zu diesem Zwecke in Zwangsställe, gebaut nach dem in der Landwirtschaftlichen Versuchsstation Leipzig-Möckern benutzten Muster. Die fünfte Ziege wurde als Reservetier mitgefüttert; infolgedessen finden nur ihre Milchleistungen in den betreffenden Tabellen Erwähnung. Alle fünf Ziegen waren bereits im Sommerhalbjahr 1922 für den Harnstofffütterungsversuch usw. von *Ungerer* benutzt worden. Durch Siebvorrichtung in den Zwangsställen wurden Kot und Harn getrennt; die aufgefangene Harnmenge, die stets in der Vorlage mit verdünnter Schwefelsäure angesäuert wurde, wurde täglich gemessen, auf absoluten und prozentischen N-Gehalt untersucht; und vom Kote, der ebenfalls jeden Tag gewogen wurde, der 20. Teil täglich nach sorgfältigstem Durchmischen getrocknet und periodenweise analysiert; dabei ergaben parallel durchgeführte N-Aufschlüsse nach *Kjeldahl* mit frischem und getrocknetem Kote übereinstimmend, daß beim Trocknen bei 70° C während der Dauer von 24 Stunden N-Verluste nicht eintreten, um so weniger, als der Kot noch mit schwacher (2,5proz.) Oxalsäurelösung angesäuert wurde. Die Milchmenge, ihr Fett- und Trockensubstanzgehalt wurden täglich, ihr N-Gehalt nur periodenweise bestimmt; zu diesem Zwecke wurden gleiche Mengen Milch von jedem Tage, mit Chloroform konserviert, aufbewahrt. — Das Futter mußte jeder einzelnen Ziege täglich zugewogen werden. Dazu wurde das gesamte während des Versuchs zu verfütternde Heu vor Beginn desselben gehäckselt, sorgfältig durcheinander gemischt und sofort in die einzelnen Tagesrationen abgewogen, um dadurch eine möglichst gleichmäßige Zu-

---

[1]) *Hansen*, Landwirtschaftl. Jahrbüch. **57**, 142, 1922.
[2]) *Pfeiffer*, Fühlings landwirtschaftl. Zeitung **71**, 313, 1922.
[3]) *Ungerer*, diese Zeitschr. **147**, 275, 1924.

sammensetzung derselben zu erzielen.   Auch die anderen Futtermittel wurden nach Möglichkeit vorher in Menge des gesamten Bedarfs besorgt und durch öftere Probeuntersuchungen auf die Konstanz des Nährstoffgehalts geprüft.   Beigefuttert wurden während der Versuchsdauer je Tag und Kopf 15 g Kochsalz und 5 g phosphorsaurer Kalk.

Der Versuch umfaßte vier Ersatzfutterperioden, in denen Eiweiß ersetzt wurde durch: Ammoniumacetat, Harnstoff oder Hornmehl (Ovagsolan).   Je zwei Ersatzperioden wurden von Grundfutterperioden umschlossen, um den natürlichen Verlauf der Lactation verfolgen zu können; es reihten sich mithin aneinander an:

I. Grundfutterperiode vom 19. Mai bis 7. Juni . . . . = 20 Tage
I. Ersatzperiode vom 8. bis 27. Juni . . . . = 20 „
II. Ersatzperiode vom 28. Juni bis 17. Juli . . . . . . = 20 „
II. Grundfutterperiode vom 18. Juli bis 8. August . . . = 22 „
III. Ersatzperiode vom 9. bis 28. August . . . . = 20 „
IV. Ersatzperiode vom 29. August bis 14. September . . = 17 „
III. Grundfutterperiode vom 15. bis 30. September . . . = 16 „

Die vierte Ersatzperiode (Hornmehl) mußte wider Willen etwas vor der Zeit abgebrochen werden, da das Hornmehl ausging und neues nicht zu beschaffen war.   Die dritte Grundfutterperiode zeigte in der letzten Zeit stets gleiche Kot- und Harnzusammensetzung, so daß kein Grund vorlag, hier bei dieser Schlußperiode die 3 Wochen genau inne zu halten.   Die ersten 7 Tage jeder Periode rechnen als Übergangszeit nicht zu der eigentlichen Periode mit; in den am Schluß zusammengefaßten Tabellen sind sie daher durch einen Strich von diesen engeren Zeiträumen getrennt.   Das Mittel jeder Periode bezieht sich immer nur auf die engeren 14 Tage.

Futterzusammensetzung

a) der Grundperioden.

In den Grundfutterperioden erhielten die Ziegen je Kopf und Tag:

150 g Trockenhefe, 200 g Kleie, 100 g Leinkuchen, 50 g Zucker,	als warme Tränke zur Hälfte des Morgens, zur Hälfte des Abends, vor der Heugabe
200 g Hafer	geschrotet, zur Hälfte morgens, zur Hälfte abends, während des Melkens.
1000 g Heu,	in drei gleichen Teilen morgens, mittags und abends vorgelegt.

Die Trockenhefe, die ursprünglich allein ersetzt werden sollte, wurde des geringen Amidgehaltes wegen gewählt.

Da Ziege 1 nur sehr wählerisch fraß, wurde die Heumenge für sie zu Beginn der ersten Ersatzperiode von 1000 auf 800 g reduziert.

Die prozentische Zusammensetzung der Futtermittel betrug nach eigener Untersuchung:

	Trockensubstanz	Organische Substanz	Rohprotein	Reinprotein	Verdauliche N-Substanz*)	Rohfett	N-freie Extraktstoffe	Rohfaser	Asche
Trockenhefe	92,0	84,0	48,0	34 5	41,5	1,2	34,3	0,5	8,0
Kleie	88,6	83,6	14,2	12,2	12,5	3,9	56,8	8,7	5,0
Leinkuchen .	91,6	84,7	29,7	28,2	26,6	8,0	38,0	9,0	6,9
Zucker . . .	99,9	99,8	—	—	—	—	99,8	—	0,1
Hafer . . .	87,0	84,0	12,2	11,0	11,2	4,5	54,9	12,4	3,0
Heu	86,4	80,8	9,2	8,7	3,7	2,6	38,3	30,7	5,6

*) Nach *Stutzer*.

Die Ziegen erhielten mithin an Nährstoffen in der ersten Grundfutterperiode verabfolgt:

	Trockensubstanz	Organische Substanz	Rohprotein	Reinprotein	Rohfett	N-freie Extraktstoffe	Rohfaser	Asche	Z
Trockenhefe	138,0	126,0	72,0	51,8	·1,8	51,5	0,8	12,0	11,5
Kleie	177,2	167,2	28,4	24,4	7,8	113,6	17,4	10,0	4,5
Leinkuchen .	91,6	84,7	29,7	28,2	8,0	38,0	9,0	6,9	4,8
Zucker . . .	49,9	49,8	—	—	—	49,8	—	0,1	—
Hafer . . .	174,0	168,0	24,4	22,0	8,9	109,9	24,8	6,0	3,9
Heu	864,0	808,0	91,9	87,0	26,0	383,1	307,0	56,0	14,7
Salze . . .	13,0	—	—	—	—	—	—	13,0	—
Zusammen .	1507,7	1403,7	246,4	213,4	52,5	745,9	359,0	104,0	39,4

Da der Vorrat an Kleie zu Ende der zweiten Ersatzperiode ausging, mußte neue beschafft werden, deren Analysenergebnisse:

	Trockensubstanz	Organische Substanz	Rohprotein	Reinprotein	Verdauliche N-Substanz	Rohfett	N-freie Extraktstoffe	Rohfaser	Asche	Z
Kleie	89,0	82,9	13,2	11,2	11,0	3,8	56,3	9,6	6,1	2,1

die Futterzusammensetzung für die zweite und dritte Grundfutterperiode nur leicht abänderten, nämlich:

	Trockensubstanz	Organische Substanz	Rohprotein	Reinprotein	Rohfett	N-freie Extraktstoffe	Rohfaser	Asche	Z
Ziege 2, 3, 4	1508,6	1402,4	244,5	211,4	52,3	744,8	360,8	106,2	39,1
Ziege 1*) (200 g Heu weniger) .	1335,8	1240,8	226,1	194,0	47,1	668,2	299,4	95,0	36,2

*) Von Beginn der ersten Ersatzperiode an, wie schon erwähnt.

Die Berechnung des verdaulichen Eiweißes und des Stärkewertes des gereichten Futters erfolgte zunächst durch Anwendung der *Kellner*schen

Verdauungskoeffizienten auf die Analysenresultate der Futtermittel und ergab für diese in Prozenten an verdaulichen Nährstoffen:

Proz.	Verdauliches Eiweiß	Verdauliches Fett	Verdauliche Kohlenhydrate	Verdauliche Rohfaser	Wertigkeit des Futtermittels	Errechneter Stärkewert
Trockenhefe .	38,2	0,7	34,3	—	100,0	71,8
Kleie 1 . . .	9,0	3,1	45,4	1,7	79,0	49,1
Leinkuchen .	24,0	7,3	29,6	2,9	97,0	70,6
Hafer	8,8	3,6	41,8	3,5	95,0	58,0
Heu	3,2	1,3	22,6	16,9	60,0	27,1
Zucker	—	—	99,8	—	76,0	75,9
Kleie 2 . . .	8,3	3,0	45,0	1,9	79,0	49,4

Verdauliches Eiweiß und Stärkewert der Futtermittel errechnen sich mithin auf:

	Verdauliches Eiweiß g	Stärkewert g
Trockenhefe	57,3	107,7
Kleie	18,0	98,2
Leinkuchen	24,0	70,6
Hafer	17,6	116,0
Heu	31,9	270,9
Zucker	—	38,0
Tägliche Futterration bei Ziege 2, 3, 4 . .	148,7	701,4
Tägliche Futterration bei Ziege 1	142,5	647,2

Bei der Kleie II ändert sich der Stärkewert, wie oben ersichtlich, nur ganz unbedeutend.

b) Futterzusammensetzung der Ersatzperioden.

Von dem auf diese Weise vorläufig gefundenen verdaulichen Eiweiß wurde ersetzt in:

Ersatzperiode I: 21 Proz. = 31,25 g verdauliches Eiweiß mit 5 g N in Form von 82 g Trockenhefe durch 40 g Ammoniumacetat, 12,5proz. mit 5 g N.

Ersatzperiode II: 50,33 Proz. = 74,87 g verdauliches Eiweiß mit 11,98 g N in Form von 150 g Trockenhefe + 200 g Hafer durch 95,8 g Ammoniumacetat derselben Beschaffenheit wie in der ersten Ersatzperiode mit 11,98 g N.

Ersatzperiode III: 50,33 Proz. in derselben Form durch 26 g Harnstoff, 46proz.. mit 11,98 g N.

Ersatzperiode IV: 50,33 Proz. in derselben Form durch 330,9 g Hornmehl mit 11,98 g N in 11,98 . 6,25 g verdaulicher N-Substanz.

Das bei diesem Versuch benutzte Hornmehl, sogenanntes Ovagsolan, unterscheidet sich vom voll aufgeschlossenen Hornmehl durch eine weniger weit reichende Reinigung von gleichgültigen Nebensubstanzen, einen weniger weit reichenden Grad der Aufschließung und einen Zusatz von Heidekrautmehl; daraus erklärt sich seine Zusammensetzung:

	Trocken-substanz	Organische Substanz	Rohprotein	Rein-protein *)	Verdauliche N-Substanz	Rohfett	N-freie Extrakt-stoffe	Rohfaser	Asche	N
In Proz. . .	91,5	78,4	41,2	30,5	22,6	4,2	19,3	13,6	13,1	6,6
In 330,94 g .	303,0	259,4	136,5	101,1	74,8	13,9	63,9	45,1	43,6	21,8

*) D. h. hier Leimsubstanz, oder jedenfalls Hornmasse.

Alle folgenden Tabellen enthalten in der Spalte „Rohprotein" Zahlen, die durch Multiplikation der gesamten N-Menge mit 6,25 entstehen, trotzdem der Stickstoff in den N-Salzen vielfach in einem anderen Verhältnis an die organische Substanz gebunden ist; doch wurde dieses Verfahren gewählt, um das Rohprotein des Kotes mit dem des Futters in Beziehung setzen zu können.

Um die Wirkung des Ersatzes von verdaulichem Eiweiß durch N-Salze klar erkennen zu können, mußte der ausgefallene Stärkewert in voller Höhe durch Zucker ersetzt werden, so daß das Mehr an Zucker in den einzelnen Ersatzperioden sich belief auf:

$$\begin{aligned}
\text{Ersatzperiode I} & \ldots\ldots\ldots & 80\ \text{g} \\
\text{''} \quad \text{II} & \ldots\ldots\ldots & 300\ \text{g} \\
\text{''} \quad \text{III} & \ldots\ldots\ldots & 300\ \text{g} \\
\text{''} \quad \text{IV} & \ldots\ldots\ldots & 300\ \text{g}
\end{aligned}$$

Diese Ausführungen erklären die *Futterzusammensetzung der*

I. Ersatzperiode.

Schwache Ammoniumacetatgabe. Ein Teil der Trockenhefe fällt weg. Ersatz durch Ammoniumacetat.

	Trocken-substanz	Organische Substanz	Rohprotein	Reinprotein	Rohfett	N-freie Extrakt-stoffe	Rohfaser	Asche	N
68 g Trockenhefe .	62,5	57,1	32,6	23,4	0,8	23,3	0,3	5,4	5,2
200 g Kleie	177,2	167,2	28,4	24,4	7,8	113,6	17,4	10,0	4,5
100 g Leinkuchen .	91,6	84,7	29,8	28,2	8,0	37,9	9,0	6,9	4,8
200 g Hafer	174,0	168,0	24,4	22,0	8,9	109,9	24,8	6,0	3,9
100 g Heu	864,0	808,0	91,9	87,0	26,0	383,1	307,0	56,0	14,7
130 g Zucker *) . . .	129,9	129,7	—	—	—	129,7	—	0,2	—
13 g Salze	13,0	—	—	—	—	—	—	13,0	—
40 g Amm. Acet. .	39,8	39,8	31,2	—	—	—	—	—	5,0
Tägl. Futterration f. Ziege 2, 3, 4	1552,0	1454,5	238,3	185,0	51,5	797,5	385,5	97,5	38,1
Tägl. Futterration f. Ziege 1, weniger 200 g Heu . . .	1379,2	1292,9	219,9	167,6	46,3	720,9	297,1	86,3	35,2

*) Die Aschenmenge des Zuckers ist zwar sehr gering, aber doch nicht = 0, etwa 0,1 bis 0,2 Proz.

II. Ersatzperiode.

Ersatz durch Ammoniumacetat (starke Ammoniumacetatperiode).
Trockenhefe und Hafer fallen fort.

	Trocken-substanz	Organische Substanz	Rohprotein	Reinprotein	Rohfett	N-freie Extrakt-stoffe	Rohfaser	Asche	N
200 g Kleie	177,2	167,2	28,4	24,4	7,8	113,6	17,4	10,0	4,5
100 g Leinkuchen .	91,6	84,7	29,7	28,2	8,0	38,0	9,0	6,9	4,8
1000 g Heu	864,0	808,0	91,9	87,0	26,0	383,1	307,0	56,0	14,7
13 g Salze	13,0	—	—	—	—	—	—	13,0	—
350 g Zucker . . .	349,6	349,2	—	—	—	349,2	—	0,4	—
95,84 g Amm. Acet.	95,3	95,3	74,9	—	—	—	—	—	2,0
Tägl. Futterration f. Ziege 2, 3, 4	1590,7	1504,4	224,9	139,6	41,8	883,9	333,4	86,3	36,0
Tägl. Futterration f. Ziege 1	1417,9	1342,8	206,5	122,2	36,6	807,3	272,0	75,1	33,0

III. Ersatzperiode.

Ersatz durch Harnstoff. Dieselbe Futterzusammensetzung wie in der zweiten Ersatzperiode. An Stelle von Ammoniumacetat *Harnstoff* (26,04 g).

	Trocken-substanz	Organische Substanz	Rohprotein	Reinprotein	Rohfett	N-freie Extrakt-stoffe	Rohfaser	Asche	N
Tägl. Futterration f. Ziege 1 .	1349,4	1272,1	204,5	120,2	36,4	806,4	273,8	77,3	32,7
Tägl. Futterration f. Ziege 2, 3, 4	1522,2	1433,7	222,9	137,6	41,6	882,9	335,2	88,5	35,7

IV. Ersatzperiode.

Dieselbe Futterzusammensetzung der dritten Ersatzperiode. An Stelle von Harnstoff 330,9 g *Hornmehl*, mithin Summe der *Nährstoffe der vierten Ersatzperiode*:

	Trocken-substanz	Organische Substanz	Rohprotein	Reinprotein	Rohfett	N-freie Extrakt-stoffe	Rohfaser	Asche	N
Für Ziege 2, 3, 4	1799,2	1667,1	284,6	238,7	55,5	946,8	380,3	132,1	45,5
Für Ziege 1	1626,4	1505,5	266,2	221,3	50,3	870,1	318,9	120,9	42,6

Die Ziegen fraßen das Futter restlos bis auf unbedeutende Heurückstände, die zurückgewogen und analysiert wurden, um sie bei der Berechnung berücksichtigen zu können. Diese Heureste betrugen im Durchschnitt je Tag (in Grammen angegeben):

	Grund-periode I	Ersatz-periode I	Ersatz-periode II	Grund-periode II	Ersatz-periode III	Ersatz-periode IV	Grund-periode III
Bei Ziege 1 . .	40	10	50	30	15	50	10
„ „ 2 . .	10	10	15	10	30	30	10
„ „ 3 . .	10	10	30	10	30	70	10
„ „ 4 . .	10	10	30	10	20	100	10

Die Futterwerte, die den anschließenden Tabellen über die Ausnutzungsversuche der verschiedenen Rationen und über die Verdaulichkeit des
Gesamtfutters zugrunde liegen, berücksichtigen bereits diese Futterreste
und unterscheiden sich daher um diesen Betrag von den früher aufgestellten
Futterplänen.

Es sei an dieser Stelle nochmals darauf hingewiesen, daß zunächst
nach den *Kellner*schen Verdauungskoeffizienten und den Futteranalysen der Nährstoffwert bestimmt wurde, aus dem sich für die
Grundfutterperioden eine Höhe von: 148,7 g verdaulichem Eiweiß und
701,4 g Stärkewert ergab. Da in den Ersatzfutterperioden nur verdauliches Eiweiß ersetzt, die Stärkewei menge dagegen durch Zufütterung von Zucker beibehalten wurde, erfuhr das Eiweißverhältnis
beträchtliche Erweiterungen.

	Verdauliches Eiweiß	Stärkewert	Eiweißverhältnis
Grundperiode I, II, III	148	701	1 : 5,2
Ersatzperiode I	117,5	701	1 : 6,5
Ersatzperiode II, III, IV	73,9	701	1 : 10,9

Für Ziege 1: Eiweißverhältnis = 4,8 bzw. 6,1 und 10,6. Dagegen
bleibt das Verhältnis von verdaulichem Gesamtprotein zu den verdaulichen stickstofffreien Stoffen, also das „Nährstoffverhältnis",
wie aus dem Texte schon hervorgeht, nahezu unverändert, es beträgt
nämlich für die

Ziegen 2, 3, 4:

    in den Grundfutterperioden . . . . . . 1 : 4,50
    „ Ersatzperiode I . . . . 1 : 4,50
    „   „   II . . . . 1 : 4,90
    „   „   III . . . . 1 : 4,90
    „   „   IV . . . . 1 : 4,90

Ziege 1:

    Grundperiode I . . . . 1 : 4,5
         „   II und III . . . . . . 1 : 4,0
    Etsatzperiode I . . . . 1 : 4,2
         „   II . . . . 1 : 4,6
         „   III . . . . 1 : 4,6
         „   IV . . . . 1 : 4,6

Aufnahme des Futters und Wirkung auf den Gesundheitszustand.

Die Grundperioden verliefen ohne jede Störung. Die schwache
Ammoniumacetatperiode (I. Ersatzperiode) verursachte nach anfänglichem
Widerstreben erhöhten Appetit und erregte bei Ziege 2 vorübergehend
leichte Diurese. Dagegen verminderte die 50proz. Ammoniumacetatperiode
die Freßlust bedeutend, wenn auch über Nacht die gereichten Futtergaben
aufgefressen wurden. Während aber in der schwachen Ersatzperiode die
Ziegen 2, 3 und 4 das N-Salz auf dem Heu erhielten, konnte es in der starken
Ersatzperiode nur mehr zur Hälfte dem Heu und mußte zur anderen Hälfte

der Tränke beigegeben werden, um dadurch das Zurückweisen der Heu-
ration, wahrscheinlich infolge zu scharfen und sauren Geruchs und Ge-
schmacks, zu vermeiden. Für die Ziegen 1 und 5 wurde das Ammoniumacetat von vornherein schon bei der schwachen Periode ganz der Tränke
zugesetzt, da bei ihnen infolge geringen Appetits sonst die Gefahr eines
unvollkommenen Verzehrs bestanden hätte. Das Futter rief bei den Ziegen 2
und 4 während der ganzen Zeit eine starke Diurese hervor, die Veranlassung
dazu geben mußte, sie auf das sorgfältigste dauernd zu beobachten. Ziege 5
schied am neunten Tage aus dem Versuch ganz aus und erhielt Grundfutter
infolge starker Erkrankung durch Verstopfung. Es sei darauf hingewiesen,
daß bei den vorjährigen Arbeiten von *Ungerer* aus dem hiesigen agrikulturchemischen Institut ebenfalls eine Zunahme des prozentischen
Kottrockensubstanzgehalts zur erzeichnen war. Während der Harnstoffperiode konnten die Ziegen 2, 3, 4 diese Beigabe wieder voll auf dem Heu
erhalten. Das Hornmehl bekamen die Ziegen in der Tränke. Diese wurde
zunächst von allen hartnäckig zurückgewiesen, doch gewöhnten sie sich
schon am dritten Tage an das ungewohnte Futter und fraßen es restlos auf.
Verdauungsstörungen wurden nicht beobachtet.

So gute Erfolge auch das Ammoniumacetat zeitigte, so dürfte
doch seine zulässige Höchstmenge gegeben worden sein, wenn nicht
ernstere Erkrankungen durch Verstopfung befürchtet werden sollten.

Es fällt in der starken Ammoniumacetatperiode ferner ein stärkeres
Wiederkäuen und ein häufigeres Liegen aller Ziegen auf, doch scheint die
Ursache hierzu nicht in einem Gefühl des Unwohlseins, sondern vielmehr
der Sättigung zu liegen, worauf die Körpergewichtszunahme und das sonst
muntere Bewegen der Tiere schließen lassen.

Auch für Hornmehl erscheint eine stärkere Gabe nicht ratsam.

Ausnutzungsversuche mit den verschiedenen Rationen.
Verdaulichkeit der Futtermittel.

Um nun die Menge der wirklich verdauten Nährstoffe und aus ihnen
die Verdauungskoeffizienten des Gesamtfutters der Grund- und Ersatzperioden, ferner den tatsächlich gefütterten Stärkewert bestimmen zu
können, die ja zusammen das beste Licht auf den Wert der Ersatzfutterperioden und damit der N-Salze zu werfen vermögen, dienen nachstehende
Tabellen, die auf die übliche Weise durch Differenz der Futter- und Kot-
bestandteile die verdaute Substanz und die Verdauungskoeffizienten
berechnen.

Der Kot enthält nun jedoch stets neben den Rückständen der auf-
genommenen Nahrung in geringerer Menge insbesondere N-haltige, soge-
nannte Stoffwechselprodukte, die aus dem Körper stammen und somit
von dem Kot-N abgezogen werden müssen, um den genauen Umfang der
Verdauung zutage treten zu lassen. Man rechnet aus Versuchen von *Pfeiffer*
in der Regel damit, daß die N-Stoffwechselprodukte im Kote voll durch das
*Stutzer*sche Verfahren der künstlichen Verdauung mit Pepsin-HCl gelöst
und verdaut werden, so daß man auf diesem Wege die N-Stoffwechselprodukte von der unverdauten Kot-N-Substanz trennen und durch Abzug
der letzteren von der verfütterten N-Substanzmenge die wirklich verdaute
N-Substanz feststellen kann. Man ermittelt ferner durch Analyse den
Gehalt des Kotes nicht nur an Rohprotein, sondern auch an Reinprotein;

auf diese Weise erklären sich die Berechnungen der Verdauungskoeffizienten der N-Substanzen in den folgenden Zusammenstellungen. Der Verdauungskoeffizient der ersten Längsspalte ist berechnet aus der Differenz des Futterrohproteins und des gesamten Kotproteins, der der zweiten Spalte aus der Differenz des Futterreinproteins und Kotreinproteins, diejenigen der dritten und vierten Spalte aus der Differenz des Futterroh- bzw. -reinproteins und der Pepsin-HCl unlöslichen Kot-N-Substanz, die für beide Spalten (Roh- und Reinprotein) aber deshalb die gleiche sein muß, weil im Kote unter normalen Verhältnissen nur unverdauliches Futtereiweiß, niemals Amide vorhanden sein können; letztere aber bilden den Unterschied zwischen Roh- und Reinprotein.

Ein Vergleich dieser Verdauungskoeffizienten zeigt bemerkenswerte Unterschiede, die eine eingehendere Erörterung verdienen. Der Ersatz von Trockenhefe + Hafer, wenn auch hochverdaulichen Nährstoffen, durch leicht lösliche Amide und Kohlenhydrate in den Ersatzperioden II und III muß fraglos zu höherer Verdaulichkeit der gesamten Trocken- und organischen Substanz und in noch stark gesteigertem Umfang der Kohlenhydrate führen. Die Bakterien, denen zur Entwicklung leicht lösliche Kohlenhydrate in den Ersatzperioden reichlich zur Verfügung stehen, zerstören infolgedessen in geringerem Maße die Rohfaser, so daß deren Verdaulichkeit sinkt. Da die ersetzten Futtermittel das Reinprotein in leicht verdaulichem Zustand enthielten, die nicht ersetzten dagegen überwiegend (Heu) in schwer, zum Teil unverdaulichem, muß normalerweise in den Ersatzperioden der Verdauungskoeffizient des Reineiweißes, berechnet sowohl aus dem Gesamteiweiß wie aus dem in Pepsin-HCl unlöslichen Eiweiß, unbedingt sinken. Im Rohprotein dagegen dürfte dieses Fallen durch eine erhöhte Resorption der löslichen N-Salze aufgehoben werden. So ergibt sich aus diesen Überlegungen ein Bild, das den tatsächlichen Verhältnissen durchaus entspricht. Unterwerfen wir nun noch die im Kote ausgeschiedenen, in Pepsin-Salzsäure unlöslichen Eiweißmengen einem Vergleich, so zeigt sich, daß in den Ersatzperioden etwas weniger Eiweiß ausgeschieden wird als in den Grundperioden, verständlich in Anbetracht des Umstandes, daß auch mit Hafer + Trockenhefe unverdauliches Eiweiß entzogen wird. Wenn eine Bildung von unverdaulichem Bakterieneiweiß stattgefunden hätte, hätte eine erhöhte Eiweißmenge im Kote gefunden werden müssen[1]). Dagegen scheint eine erhöhte Ausscheidung von Stoffwechselprodukten in Frage zu kommen, da die verdaute N-Substanz sich verringert, anstatt auf derselben Höhe zu bleiben, eine Tatsache, die sich im leichten Sinken des Verdauungskoeffizienten äußert. Die Verdauungskoeffizienten der ersten Ersatzfutterperiode liegen im allgemeinen zwischen denen der ersten Grund- und der zweiten Ersatzperiode. Die vierte Ersatz-

---

[1]) *Morgen*, Die landwirtschaftl. Versuchsstationen **73**, **289**, 1910.

Ausnutzungsversuche mit den verschiedenen Rationen.   Verdaulichkeit des Gesamtfutters.

	Ziege	Aus Gesamt-N des Kotes		Aus Pepsin-HCl-unlösl. N des Kotes		N	Fett	Rohfaser	N-freie Extrakt-stoffe	Organische Substanz	Trocken-substanz
		Rohprotein	Reinprotein	Rohprotein	Reinprotein						
						I. Grundperiode.					
Futterwert	1	242,8	209,9	242,8	209,9	38,8	51,5	346,7	730,6	1371,5	1473,1
	2	245,5	212,5	245,5	212,5	39,3	52,2	355,9	742,1	1395,7	1499,1
	3	245,5	212,5	245,5	212,5	39,3	52,2	355,9	742,1	1395,7.	1499,1
	4	245,5	212,5	245,5	212,5	39,3	52,2	355,9	742,1	1395,7	1499,1
Im Kote	1	63,8	57,2	44,7	44,7	10,2	15,1	141,2	220,5	440,6	522,1
	2	70,8	63,0	50,1	50,1	11,3	15,8	164,0	241,5	492,1	583,6
	3	73,2	62,6	48,4	48,4	11,7	16,4	147,1	237,2	474,0	571,3
	4	67,2	59,7	45,2	45,2	11,0	16,0	157,5	236,4	477,0	566,4
Verdaut vom Ge-samtfutter	1	179,0	152,7	198,1	165,2	28,6	36,4	205,5	510,1	930,9	951,0
	2	174,7	149,5	195,4	162,4	28,0	36,4	191,9	500,6	903,6	915,4
	3	172,3	149,9	197,1	164,0	27,5	35,9	208,8	504,9	921,7	927,7
	4	178,3	152,8	200,3	167,4	28,2	36,2	198,4	504,7	918,7	932,6
Verdauungskoeffi-zient	1	73,7	71,1	81,6	73,4	73,9	70,6	59,3	69,8	67,9	64,6
	2	71,2	70,3	79,6	76,4	71,2	69,8	53,9	67,5	64,8	61,1
	3	70,2	70,5	80,3	77,2	70,1	68,7	58,7	68,0	66,1	61,9
	4	72,6	71,9	81,6	78,7	71,9	69,4	55,8	68,0	65,8	62,2
						I. Ersatzperiode etwa 14 Proz. Ammoniumacetat.					
Futterwert	1	219,0	166,8	219,0	166,8	35,0	46,0	294,0	731,6	1284,7	1370,6
	2	237,4	184,2	237,4	184,2	38,0	51,2	355,4	793,7	1446,3	1543,4
	3	237,4	184,2	237,4	184,2	38,0	51,2	355,4	793,7	1446,3	1543,4
	4	237,4	184,2	237,4	184,2	38,0	51,2	355,4	793,7	1446,3	1543,4
Im Kote	1	59,5	50,6	38,8	38,8	9,5	13,9	155,0	182,4	410,9	482,6
	2	67,6	58,3	41,0	41,0	10,8	12,9	182,0	220,8	483,3	566,7
	3	70,9	61,0	45,2	45,2	11,3	15,5	175,3	235,8	497,4	586,9
	4	67,7	57,3	44,5	44,5	10,8	16,9	168,5	236,4	488,5	576,6
Verdaut	1	159,5	116,2	180,2	128,0	25,5	32,1	139,0	549,2	873,8	888,0
	2	169,8	125,9	196,4	143,2	27,2	38,3	173,4	572,9	963,0	976,7
	3	166,3	123,2	192,2	139,0	26,6	35,7	180,1	557,9	948,9	956,5
	4	169,7	126,9	192,9	139,7	27,2	35,3	186,9	557,3	957,8	966,8
Verdauungskoeffi-zient	1	72,8	69,6	82,3	76,8	73,0	69,7	47,3	75,1	68,0	64,8
	2	71,5	68,3	82,8	77,8	71,5	74,9	48,8	72,2	66,6	63,3
	3	70,1	66,9	81,0	75,5	70,1	69,8	50,7	70,3	65,5	62,0
	4	71,5	68,9	81,3	75,8	71,5	68,9	52,6	70,2	66,2	62,6

23*

	Ziege	Aus Gesamt-N des Kotes		Aus Pepsin-HCl-unlösl. N des Kotes		N	Fett	Rohfaser	N-freie Extrakt-stoffe	Organische Substanz	Trocken-substanz
		Rohprotein	Reinprotein	Rohprotein	Reinprotein						

II. Ersatzperiode (etwa 50 Proz. Ammoniumacetat).

	Ziege	Rohprotein	Reinprotein	Rohprotein	Reinprotein	N	Fett	Rohfaser	N-freie Extrakt-stoffe	Organische Substanz	Trocken-substanz
Futterwert	1	201,9	117,8	201,9	117,8	32,3	35,3	256,6	788,1	1302,4	1374,7
	2	223,5	138,2	223,5	138,3	35,8	41,4	328,8	878,1	1492,3	1577,8
	3	222,2	137,0	222,2	137,0	35,5	41,1	324,2	872,4	1480,2	1564,9
	4	222,2	137,0	222,2	137,0	35,5	41,1	324,2	872,4	1480,2	1564,9
Im Kote	1	61,7	54,0	39,5	39,5	9,9	12,9	147,0	197,5	419,1	483,6
	2	72,4	68,6	48,7	48,7	11,6	14,8	178,6	248,6	514,2	596,0
	3	68,2	59,1	43,0	43,0	10,9	12,5	164,8	228,8	474,4	549,7
	4	73,2	67,3	49,6	49,6	11,7	14,9	174,5	259,5	521,1	603,0
Verdaut	1	140,2	63,8	162,4	78,3	22,4	22,4	109,6	590,6	883,3	891,1
	2	151,1	69,7	174,8	89,6	24,2	26,6	150,5	629,5	978,1	981,7
	3	153,9	77,9	179,2	93,9	24,6	28,5	159,4	643,6	1005,8	1015,1
	4	149,1	69,6	172,6	87,4	23,8	26,2	149,7	612,9	959,1	961,8
Verdauungskoeffi-zient	1	69,4	54,1	80,4	66,5	69,4	63,4	42,7	75,0	67,8	64,8
	2	67,5	50,4	78,2	64,8	67,6	64,2	45,8	71,7	65,6	62,2
	3	69,2	56,8	80,6	68,6	69,2	69,5	49,2	73,8	67,9	64,9
	4	67,1	50,8	77,7	63,8	67,1	63,8	46,2	70,3	64,8	61,5

II. Grundperiode.

	Ziege	Rohprotein	Reinprotein	Rohprotein	Reinprotein	N	Fett	Rohfaser	N-freie Extrakt-stoffe	Organische Substanz	Trocken-substanz
Futterwert	1	223,3	191,4	223,3	191,4	35,7	46,3	290,2	656,8	1216,7	1309,9
	2	243,6	210,5	243,5	210,5	38,9	52,0	357,7	741,1	1394,4	1500,0
	3	243,6	210,5	243,5	210,5	38,9	52,0	357,7	741,1	1394,4	1500,0
	4	243,6	210,5	243,5	210,5	38,9	52,0	357,7	741,1	1394,4	1500,0
Im Kote	1	51,5	44,5	38,0	38,0	8,3	10,3	112,9	193,9	363,6	436,5
	2	70,5	60,7	49,4	49,4	11,3	15,4	171,2	239,7	496,9	586,2
	3	83,1	72,4	55,8	55,8	13,3	18,0	178,8	273,9	553,7	656,8
	4	64,2	55,9	44,6	44,6	10,3	12,1	163,8	210,3	450,4	534,6
Verdaut	1	171,8	146,9	185,3	153,3	27,5	36,0	177,3	462,9	848,1	873,4
	2	173,0	149,8	194,1	161,1	27,6	36,6	186,5	501,4	897,5	913,8
	3	160,5	138,1	187,7	154,7	25,6	34,0	178,9	467,2	840,7	843,2
	4	179,4	154,6	198,9	165,9	28,6	39,9	193,9	530,8	944,0	965,4
Verdauungskoeffi-zient	1	76,9	76,8	83,0	80,1	76,9	77,8	61,1	70,5	69,7	66,7
	2	71,1	71,2	79,7	76,5	71,0	70,3	52,1	67,7	64,4	61,0
	3	65,9	65,6	78,9	73,5	66,0	65,4	50,0	63,0	60,3	56,2
	4	73,7	73,5	81,7	78,8	73,7	76,8	54,2	71,6	67,7	64,4

	Ziege	Aus Gesamt-N des Kotes		Aus Pepsin-HCl-unlösl. N des Kotes		N	Fett	Rohfaser	N-freie Extrakt-stoffe	Organische Substanz	Trocken-substanz
		Rohprotein	Reinprotein	Rohprotein	Reinprotein						

III. Ersatzperiode (etwa 50 Proz. Harnstoff).

	Ziege	Rohprotein	Reinprotein	Rohprotein	Reinprotein	N	Fett	Rohfaser	N-freie Extrakt-stoffe	Organische Substanz	Trocken-substanz
Futterwert	1	203,2	118,9	203,2	118,9	32,5	36,0	269,2	800,5	1260,0	1336,5
	2	220,2	135,0	220,2	135,0	35,2	40,8	326,0	871,4	1409,5	1496,3
	3	220,2	135,0	220,2	135,0	35,2	40,8	326,0	871,4	1409,5	1496,3
	4	221,1	135,9	221,1	135,9	35,4	41,1	329,1	875,2	1417,6	1504,9
Im Kote	1	52,0	47,8	38,6	38,6	8,2	10,1	116,2	194,5	372,0	431,1
	2	61,2	58,6	43,0	43,0	9,8	12,1	145,6	246,5	464,2	535,8
	3	66,7	63,6	47,3	47,3	10,8	11,3	145,9	244,1	468,0	543,6
	4	60,7	56,1	39,9	39,9	9,7	13,6	146,8	235,6	456,8	529,3
Verdaut	1	151,2	71,1	164,6	80,3	24,3	25,9	153,0	606,0	888,0	905,4
	2	159,0	76,4	177,2	92,0	25,4	28,7	180,4	624,9	945,3	960,5
	3	153,5	71,4	172,9	87,7	24,4	29,5	180,1	627,3	941,5	952,7
	4	160,4	79,8	181,2	96,0	25,6	27,5	182,2	639,6	960,8	975,7
Verdauungskoeffizient	1	74,8	59,6	81,0	67,5	74,8	72,1	56,8	75,7	70,5	67,7
	2	72,2	56,6	80,5	68,2	72,1	70,5	55,3	71,7	67,2	64,2
	3	69,3	52,9	78,5	65,0	69,4	72,2	55,3	72,0	67,1	63,7
	4	72,5	58,9	81,9	70,5	72,5	66,9	55,4	73,1	67,8	64,8

IV. Ersatzperiode (etwa 50 Proz. Hornmehl).

	Ziege	Rohprotein	Reinprotein	Rohprotein	Reinprotein	N	Fett	Rohfaser	N-freie Extrakt-stoffe	Organische Substanz	Trocken-substanz
Futterwert	1	261,6	216,9	261,6	216,9	41,8	49,0	303,6	851,0	1465,1	1583,2
	2	281,8	236,1	281,8	236,1	45,1	54,7	371,1	935,3	1643,0	1773,3
	3	278,1	232,6	278,1	232,6	44,5	53,7	358,8	920,0	1610,6	1738,8
	4	275,4	230,0	275,4	230,0	44,0	52,9	349,6	908,4	1586,6	1712,8
Im Kote	1	104,6	93,2	69,7	69,7	16,7	26,3	184,3	246,5	561,7	642,8
	2	111,6	99,8	70,5	70,4	17,9	26,8	212,6	288,7	639,7	731,4
	3	118,2	100,9	69,2	69,2	18,9	29,1	185,0	277,5	609,9	698,0
	4	116,9	103,3	73,3	73,3	18,7	30,5	196,7	283,9	628,0	714,7
Verdaut	1	157,0	123,7	191,9	147,2	25,1	22,7	119,3	604,5	903,4	940,4
	2	170,2	136,3	211,3	165,7	27,2	27,9	158,5	646,6	1003,3	1041,9
	3	159,9	131,7	208,9	163,4	25,6	24,6	173,8	642,5	1000,7	1040,8
	4	158,5	126,7	202,1	156,7	25,3	22,4	152,9	624,5	958,6	998,1
Verdauungskoeffizient	1	60,0	59,8	73,4	67,9	60,0	46,3	39,3	71,1	61,6	59,4
	2	60,3	57,7	75,0	70,2	61,3	51,0	42,7	69,2	61,1	58,7
	3	57,5	56,6	75,1	70,3	57,5	45,8	48,4	69,9	62,1	61,3
	4	57,6	55,1	73,4	69,7	57,6	42,3	43,7	68,8	60,4	58,3

III. Grundperiode.

	Ziege	Aus Gesamt-N des Kotes		Aus Pepsin-HCl-unlösl. N des Kotes		N	Fett	Rohfaser	N-freie Extrakt-stoffe	Organische Substanz	Trocken-substanz
		Rohprotein	Reinprotein	Rohprotein	Reinprotein						
Futterwert · · ·	1	225,2	193,1	225,2	193,1	36,0	46,8	296,3	664,5	1232,8	1327,2
	2	243,5	210,5	243,5	210,5	38,9	52,0	357,7	741,1	1394,4	1500,0
	3	243,5	210,5	243,5	210,5	38,9	52,0	357,7	741,1	1394,4	1500,0
	4	243,5	210,5	243,5	210,5	38,9	52,0	357,7	741,1	1394,4	1500,0
Im Kote · · · ·	1	56,4	51,0	43,0	43,0	9,0	11,3	133,2	210,2	411,1	486,0
	2	68,1	62,7	49,3	49,3	10,9	16,1	164,9	251,6	500,8	593,5
	3	73,1	65,1	48,6	48,6	11,7	17,5	153,1	242,0	491,6	575,7
	4	63,1	59,6	45,1	45,1	10,1	18,3	147,1	241,7	470,2	560,0
Verdaut · · · · ·	1	168,8	142,1	182,2	150,1	27,0	35,5	163,1	454,3	821,7	841,2
	2	175,4	147,8	194,2	161,2	28,0	35,9	192,8	489,5	893,6	906,5
	3	170,4	145,4	194,9	161,9	27,2	34,5	204,6	499,1	902,8	924,7
	4	180,4	150,9	198,4	165,4	28,8	33,7	210,6	499,4	924,2	940,0
Verdauungskoeffi-zient · · · · ·	1	75,0	73,6	80,9	77,7	75,0	75,8	55,0	68,4	66,7	63,4
	2	72,0	70,2	79,7	76,6	72,0	69,0	53,9	66,1	64,1	60,4
	3	70,0	69,1	80,1	76,9	70,0	66,3	57,2	67,4	64,8	61,7
	4	74,1	71,7	81,5	78,6	74,1	64,9	58,9	67,4	66,3	62,7

Verhältnis der Verdauungskoeffizienten.

	Ziege	Rohprotein	Reinprotein	Rohprotein	Reinprotein	N	Fett	Rohfaser	N-freie Extrakt-stoffe	Organische Substanz	Trocken-substanz
Mittel der Grundperioden	1	75,2	73,8	81,8	77,1	75,3	74,7	58,5	69,6	68,1	64,9
	2	71,4	70,6	79,7	76,5	71,4	69,7	53,3	67,1	64,4	60,8
	3	68,7	68,4	79,7	75,9	68,7	66,8	55,3	66,1	63,7	59,9
	4	73,5	72,4	81,6	78,7	73,2	70,4	56,3	69,0	66,6	63,1
Durchschnitt		72,2	70,7	80,7	77,0	72,1	70,4	55,8	67,9	65,7	62,2

Durchschnitt der Ersatzperioden.

	Rohprotein	Reinprotein	Rohprotein	Reinprotein	N	Fett	Rohfaser	N-freie Extrakt-stoffe	Organische Substanz	Trocken-substanz
I. Ersatzperiode · ·	71,5	68,4	81,8	76,5	71,5	70,8	49,8	71,9	66,6	63,2
II. ,, · ·	68,3	53,1	79,3	65,9	68,4	65,2	46,0	72,7	66,5	63,3
III. ,, · ·	72,2	57,0	80,5	67,8	72,2	70,4	55,7	73,1	68,2	63,1
IV. ,, · ·	58,8	57,3	74,2	69,5	59,0	46,4	43,1	69,7	61,3	59,4

periode weicht erheblich ab, da sie durchweg eine starkeDepression zeigt. Begründet ist ·dieser Sturz durch die hohe Gabe an Hornmehl mit seinen schlecht oder gar nicht verdaulichen Bestandteilen. Die einzige Schwierigkeit liegt wohl in dem Abweichen der Verdauungskoeffizienten der zweiten und dritten Ersatzperioden voneinander (Ammoniumacetat und Harnstoff). Die Erklärung für die Depression der Acetat- gegenüber der Harnstoffperiode scheint in der verstärkt auftretenden, durch die Ammoniumacetatgaben verursachten Diurese der Ziegen zu suchen zu sein; diese Annahme wird dadurch verstärkt, daß bei den Ziegen 2 und 4, die besonders unter ihr zu leiden hatten, die Verdauungskoeffizienten gegenüber denen der zwei anderen in der Ammoniumacetatperiode sehr merkbar abfielen. Zusammenfassend kann man sagen: Es hat der Harnstoff gar nicht[1]), Ammoniumacetat nur wenig den Umfang der Verdauung herabgedrückt, wie die Verdauungskoeffizienten einwandfrei zeigen.

Berechnung der Stickstoffwechselprodukte.

Die Höhe der N-Stoffwechselprodukte wird als Differenz des Gesamtkotstickstoffs und des Pepsin-HCl-unlöslichen Kotstickstoffs bestimmt. Aus den Tabellen über die Ausnutzungsversuche geht hervor, daß die N-Ausscheidungen der Stoffwechselprodukte betragen (in Grammen N):

Für die Ziegen	1	2	3	4
In der I. Grundperiode	3,06	3,31	3,97	3,52
In der II. „	2,16	3,38	4,37	3,14
In der III. „	2,14	3,01	3,92	2,88
Im Mittel der Grundperioden	2,45	3,23	4,09	3,18
In der I. Ersatzperiode	3,31	4,26	4,11	3,71
In der II. „	3,55	4,79	4,03	3,78
In der III. „	2,14	2,91	3,10	3,33
In der IV. „	5,58	6,58	7,84	6,98

Auf 100 g verdauter organischer Substanz entfallen danach:

g N in den Stoffwechselprodukten:

Bei den Ziegen	1	2	3	4
Im Durchschn. d. Grundperioden	0,28	0,36	0,46	0,34
In der I. Ersatzperiode	0,38	0,44	0,43	0,39
In der II. „	0,40	0,39	0,40	0,39
In der III. „	0,24	0,31	0,33	0,35
In der IV. „	0,62	0,65	0,78	0,73

[1]) *Ungerer*, a. a. O.

Die Resultate stimmen mit den Angaben *Kellners*[1]), *Stutzers*[2]) und *Katayamas*[3]) überein, die auf Grund ihrer Versuche mit etwa 0,4 g N auf 100 g verdauter organischer Substanz rechnen. Allerdings ging man hierbei von der Annahme aus, daß die N-Stoffwechselprodukte vollkommen Pepsin-HCl-lösliche Substanz darstellen. Berücksichtigt man die Arbeiten *Morgens*[4]), dann hat man die gefundene N-Menge noch um etwa 33 Proz. zu erhöhen, entsprechend dem Pepsin-HCl-unlöslichen Anteil der N-Stoffwechselprodukte im Kote, um den richtigen Wert zu erhalten. Aus der vorstehenden Rechnung ergibt sich, daß die N-Stoffwechselprodukte in den Ersatzperioden II und III gar nicht oder nur wenig[5]), in Ersatzperiode IV beinahe um das Doppelte im Vergleich zur durchschnittlichen Menge während der Grundperiode erhöht sind. Die aus dem Vergleich der Verdauungskoeffizienten hervorgegangene Folgerung einer vermehrten Abgabe von N-Stoffwechselprodukten in den Ersatzperioden findet nun aber eine bessere Bestätigung für die zweite und dritte Ersatzperiode durch eine andere Berechnungsart; die N-Stoffwechselprodukte könnten auch als Differenz des Gesamtkotstickstoffs und des Pepsin-HCl-unlöslichen Futter-N bestimmt werden. Dieses Verfahren beruht auf dem Gedanken, daß die künstliche Pepsinverdauung der tatsächlichen des Tierversuchs genau entspricht, der Pepsin-HCl-unlösliche Futter-N also auch unverändert den Darm verläßt. Nach Versuchen *Morgens*[4]) kann aber „der pepsinunlösliche Stickstoff des Futters nicht unverändert durch den Tierkörper hindurchgehen, sondern es muß noch ein gewisser, oft gar nicht unbedeutender Teil desselben durch die Einwirkung der im Darme vorhandenen Verdauungssekrete gelöst werden". Und zwar dürften diese Unterschiede bei Rauhfutterstoffen und überhaupt schwer verdaulicher Substanz im allgemeinen größer sein. Die Pepsin-HCl-unlösliche N-Substanz des Futters beträgt nach dem *Stutzer*schen Verfahren für:

	In Proz.	Menge g
Trockenhefe	6,5	9,7
Kleie	1,7	3,4
Leimkuchen	3,15	3,15
Hafer	1,0	2,0
Heu	5,52	55,2
	Zusammen 73,5	

[1]) *Kellner*, Biedermanns Zentralbl. f. Agrikulturchemie 1880, S. 763.
[2]) *Stutzer*, Journ. f. Landwirtschaft **28**, 195, 1881; **29**, 475, 1881.
[3]) *Katayama*, Die Landwirtschaftl. Versuchsstationen **69**, 321, 1908.
[4]) *Morgen*, ebendaselbst **85**, 1, 1914.
[5]) *Derselbe*, ebendaselbst **103**, 1, 1924.

Diese Zahl 73,5 g gilt jedoch nur mit gewissen Einschränkungen. In Wirklichkeit muß für jede einzelne Ziege in jeder Periode besonders die unlösliche N-Substanz des Futters bestimmt werden, da 1. die Futterreste auszuschalten sind, und da 2. in den Ersatzperioden sich diese Pepsin-HCl unlösliche N-Substanz um den Betrag der in Trockenhefe und Hafer enthaltenen Mengen verringert. Tatsächlich sind auch diese Differenzen in der Berechnung berücksichtigt worden. Ferner wurde die Division mit 6,25 durchgeführt, um die N-Menge der Stoffwechselprodukte zu erhalten. Diese errechnen sich dann auf (in Grammen):

Bei den Ziegen	1	2	3	4
Im Mittel der Grundperiode . .	— 1,3	— 0,6	0,2	— 1,4
In der I. Ersatzperiode	0,4	—	0,5	—
In der II.　　„　　.	2,2	1,8	1,3	2,1
In der III.　　„　　.	0,2	—	0,9	— 0,1
In der IV.　　„　　.	— 0,9	— 1,8	— 0,4	— 0,3

Nach den *Stutzer*schen Analysen sind im Mittel der Grundperioden keine Stoffwechselprodukte vorhanden; der Grund für diese im Vergleich zu den Resultaten der ersten Berechnungsweise niedriger liegenden Werte kann, wie erwähnt, wohl nur auf der stärkeren Einwirkung der Verdauungssekrete auf die Futter-N-Substanz beruhen, so daß durch Differenz des Futter-N vom Gesamtkot-N in diesem Falle ein richtiges Bild eben nicht zu erzielen wäre. Doch kommt immerhin eine stärkere Ausscheidung von N-Stoffwechselprodukten in der zweiten Ersatzperiode gut zum Ausdruck. Auch die niedrig liegenden Werte für die vierte Ersatzperiode dürften hinlängliche Erklärung finden, denn gerade für schwer verdauliche Substanzen, zu denen auch Ovagsolan zweifellos gehört, ist der Unterschied zwischen den Resultaten des Tierversuchs und der künstlichen Magenverdauung besonders groß; es findet innerhalb des Darmes eine stärkere Aufspaltung statt, als die Pepsin-HCl lösliche N-Substanz des Futters beträgt, und vom Gesamtkot-N entfällt mithin ein beträchtlich größerer Teil auf die N-Stoffwechselprodukte, als die Differenz zwischen ihm und dem unlöslichen Futter-N angibt.

Berechnung von Eiweißgehalt und Stärkewert des Futters auf Grund des Tierversuchs.

Aus den von den Tieren tatsächlich verdauten Nährstoffmengen kann der wirklich verfutterte Stärkewert der einzelnen Perioden bestimmt werden.

Er errechnet sich als Summe[1]):

des verdauten Eiweißes, multipliziert mit dem Faktor 0,94
+ des verdauten Fettes, multipliziert mit dem Faktor 2,02
+ der verdauten Kohlenhydrate, Faktor 1, abzüglich des gesamten verfutterten Zuckers × 0,24,
+ der verdauten Rohfaser, abzüglich der Gesamtheurohfaser nach deren Multiplikation mit dem Faktor 0,58,

und ergibt:

Stärkewert in Grammen.

	Grundperiode I	Ersatzperiode I	Ersatzperiode II	Grundperiode II	Ersatzperiode III	Ersatzperiode IV	Grundperiode III
Ziege 1	754,2	717,1	618,8	728,3	686,6	707,7	701,4
„ 2	728,7	749,3	656,3	723,1	688,2	755,5	716,2
„ 3	750,2	731,8	687,2	670,1	687,7	757,8	734,7
„ 4	743,5	737,7	636,0	771,3	705,8	708,3	743,5

Auf 1000 kg Lebendgewicht bezogen, wurden mithin tatsächlich gefüttert (errechnet aus den oben angeführten Tabellen und dem Durchschnittsgewicht jeder Ziege) an verdaulichem Eiweiß in Kilogrammen:

	Grundperiode I	Ersatzperiode I	Ersatzperiode II	Grundperiode II	Ersatzperiode III	Ersatzperiode IV	Grundperiode III
Ziege 1	4,24	3,28	2,01	3,93	2,05	3,78	3,85
„ 2	4,11	3,63	2,27	4,08	2,33	4,19	4,05
„ 3	4,37	3,71	2,50	4,12	2,34	4,36	4,32
„ 4	4,42	3,67	2,31	4,38	2,53	4,13	4,36

und an Stärkewert in Kilogrammen:

	Grundperiode I	Ersatzperiode I	Ersatzperiode II	Grundperiode II	Ersatzperiode III	Ersatzperiode IV	Grundperiode III
Ziege 1	19,29	18,34	15,82	18,63	17,56	18,10	17,94
„ 2	18,44	18,96	16,60	18,29	17,41	19,11	18,12
„ 3	20,01	19,51	18,33	17,87	18,34	20,21	19,59
„ 4	19,61	19,46	16,78	20,35	18,62	18,69	19,62

Wenn man das Pepsin-Salzsäure unlösliche Protein des Kotes und das Futterreineiweiß zugrunde legt, so ergibt sich aus dem Tierfütterungsversuch ein Eiweißverhältnis von:

	Grundperiode I	Ersatzperiode I	Ersatzperiode II	Grundperiode II	Ersatzperiode III	Ersatzperiode IV	Grundperiode III
Ziege 1	1 : 4,78	1 : 5,80	1 : 9,51	1 : 4,69	1 : 10,00	1 : 5,2	1 : 4,69
„ 2	1 : 4,72	1 : 5,75	1 : 9,30	1 : 4,74	1 : 9,39	1 : 5,2	1 : 4,73
„ 3	1 : 4,79	1 : 5,83	1 : 9,21	1 : 4,75	1 : 9,89	1 : 5,3	1 : 4,80
„ 4	1 : 4,64	1 : 5,84	1 : 9,31	1 : 4,78	1 : 9,00	1 : 5,25	1 : 4,73

---

[1]) *Kellner*, Die Ernährung der landwirtschaftlichen Nutztiere, S. 625 bis 627. Berlin 1920.

Hieraus geht hervor, daß das Eiweißverhältnis, da es sich um milchgebende Ziegen handelt, in den Grundperioden ein günstiges ist, während es für die Ersatzperioden viel zu weit wird, erweitert es sich doch beinahe um das Doppelte. Gerade diese Berechnungsart, die nur das Reinprotein in Betracht zieht, ist sehr wertvoll; man kann demgegenüber nämlich auch einfach auf das Nährstoffverhältnis Bezug nehmen, berechnet nach dem Pepsin-Salzsäure unlöslichen Kot-N und dem Gesamt-N des Futters:

	Grund‑periode I	Ersatz‑periode I	Ersatz‑periode II	Grund‑periode II	Ersatz‑periode III	Ersatz‑periode IV	Grund‑periode III
Ziege 1	1 : 4,2	1 : 4,1	1 : 4,6	1 : 4,1	1 : 4,9	1 : 4,0	1 : 3,8
„ 2	1 : 3,9	1 : 4,2	1 : 4,7	1 : 4,0	1 : 4,8	1 : 4,1	1 : 3,9
„ 3	1 : 4,0	1 : 4,2	1 : 4,8	1 : 4,0	1 : 5,0	1 : 4,1	1 : 4,0
„ 4	1 : 3,9	1 : 4,2	1 : 4,7	1 : 4,0	1 : 4,8	1 : 4,1	1 : 3,9

oder auf das Nährstoffverhältnis aus dem Gesamt-N des Kotes zu dem des Futters:

	Grund‑periode I	Ersatz‑periode I	Ersatz‑periode II	Grund‑periode II	Ersatz‑periode III	Ersatz‑periode IV	Grund‑periode III
Ziege 1	1 : 4,4	1 : 4,7	1 : 5,2	1 : 4,3	1 : 5,4	1 : 4,9	1 : 4,1
„ 2	1 : 4,4	1 : 4,8	1 : 5,5	1 : 4,4	1 : 5,4	1 : 5,1	1 : 4,3
„ 3	1 : 4,6	1 : 4,9	1 : 5,6	1 : 4,6	1 : 5,6	1 : 5,4	1 : 4,5
„ 4	1 : 4,4	1 : 4,8	1 : 5,5	1 : 4,5	1 : 5,5	1 : 5,8	1 : 4,3

Da das verdauliche Eiweiß durch Amide ersetzt wird und der Stärkewert durch Zuckerzufütterung auf derselben Höhe erhalten bleibt, kann sich das Eiweißverhältnis, nach diesen letzten zwei Methoden bestimmt, naturgemäß gar nicht oder nur wenig ändern; sie zeigen also auch nicht den wichtigen Unterschied in der Zusammensetzung des Proteins.

Das Mittel der verdauten Eiweißmengen der Grundfutterperioden = 161,50 g zu den verdauten Eiweißmengen der Ersatzfutterperioden ergibt auf Grund des Versuchs durch einfache Umrechnung den prozentischen Reineiweißersatz in den Ersatzperioden. Der Eiweißersatz beträgt nach dem Tierversuch nun in Prozenten:

	Ziege				Mittel
	1	2	3	4	
Ersatzperiode I	15,62	11,33	13,24	14,30	13,62
„ II	48,32	44,52	41,38	46,35	45,14
„ III	47,07	43,03	45,25	41,13	44,12
„ IV	2,90	—	—	3,80	1,60

In Ersatzperiode IV findet ein Ersatz des Futtereiweißes durch Amide mithin überhaupt nicht statt. Greift man nämlich zu den *Kellner*schen

Zahlen über die Verdaulichkeit der Futtermittel (in diesem Falle 200 g Kleie, 100 g Leinkuchen und 1000 g Heu), dann würden nach ihnen im ganzen etwa 74 g verdauliches Reineiweiß gefüttert werden; der Tierversuch ergibt für die Hornmehlperiode eine verdauliche Reineiweißmenge von durchschnittlich 159,8 g. Die Differenz von 85,8 g entfällt auf das verdauliche Reineiweiß[1]) des Hornmehls. Das bedeutet eine verdauliche Reineiweiß-N-Menge von 11,8 g, enthalten in 330,94 g Hornmehl. Man kann also nach der Berechnung unter Zugrundelegung der *Kellner*schen Zahlen und des praktisch durchgeführten Tierversuchs wohl annehmen, daß in der vierten Ersatzperiode das verdauliche Reineiweiß in Hafer + Trockenhefe gerade durch dieselbe verdauliche Reineiweißmenge im Hornmehl ersetzt wurde. Diese Periode ergibt also keinen Aufschluß über etwaigen Ersatz von Futtereiweiß durch Amide, hat aber dafür besonderen Wert als Ausnutzungsversuch des Hornmehls im Vergleich zu Trockenhefe + Hafer, ersetzt nach der Menge verdaulicher N-Substanz, und scheint einen vollen Ersatz des Futtereiweißes durch Hornmehl bei einem Ersatz von höchstens 50 Proz. der Gesamtmenge des Futterreineiweißes zu gewährleisten. Die Schlußbetrachtung kommt hierauf noch einmal zurück.

Aufstellung und Vergleich der N-Bilanzen.

Nachdem die aus dem praktischen Tierfütterungsversuch ermittelten Zahlen ergeben haben, daß die Aufgabestellung — nämlich bei gleichbleibender Stärkewert- und gleichbleibender verdaulicher Rohproteinmenge einen Reineiweißersatz von etwa 50 Proz. durch Amide herbeizuführen — erfüllt ist, und nachdem die Abweichungen der Verdauungskoeffizienten ausreichende Erklärung gefunden haben, interessiert nunmehr die weitere Verwertung der aus dem Darm in den Körper übergetretenen N-Substanz. Hierzu dienen die N-Bilanzen, die für den Durchschnitt der einzelnen Perioden je Tag aufgestellt sind.

N in Grammen angegeben.

	Grund-periode I	Ersatz-periode I	Ersatz-periode II	Grund-periode II	Ersatz-periode III	Ersatz-periode IV	Grund-periode III
				Ziege 1.			
Im Futter . .	38,8	35,0	32,3	35,7	32,5	41,8	36,0
Im Kote . . .	10,2	9,5	9,9	8,2	8,2	16,7	9,0
Verdaut . . .	28,5	25,5	22,4	27,5	24,3	25,1	27,0
Im Harn . . .	16,6	16,8	13,5	18,6	17,3	16,2	19,7
In der Milch .	7,5	7,4	7,4	5,9	4,1	5,4	3,9
Differenz als Fleisch? . .	+ 4,5	+ 1,3	+ 1,5	+ 2,9	+ 2,9	+ 3,5	+ 3,4
				Ziege 2.			
Im Futter . .	39,3	38,0	35,8	38,9	35,2	45,1	38,9
Im Kote . . .	11,3	10,8	11,6	11,3	9,8	17,9	10,9
Verdaut . . .	28,0	27,1	24,2	27,6	25,4	27,2	28,0
Im Harn . . .	17,2	17,0	13,6	17,2	15,4	15,5	19,2
In der Milch .	9,0	7,8	7,6	6,2	5,3	8,6	5,8
Differenz als Fleisch? . .	+ 1,7	+ 2,3	+ 3,0	+ 4,2	+ 4,7	+ 3,1	+ 3,0

[1]) Natürlich nicht wirkliches Eiweiß, sondern Hornsubstanz, etwa leimgebende Masse.

	Grund-periode I	Ersatz-periode I	Ersatz-periode II	Grund-periode II	Ersatz-periode III	Ersatz-periode IV	Grund-periode III
Ziege 3.							
Im Futter . .	39,3	38,0	35,5	38,9	35,2	44,5	38,9
Im Kote . . .	11,7	11,4	10,9	13,3	10,8	18,9	11,7
Verdaut . . .	27,6	26,6	24,6	25,7	24,4	25,6	27,2
Im Harn . . .	16,5	16,6	13,6	16,6	14,8	14,1	18,6
In der Milch .	7,6	7,7	7,2	6,4	5,5	7,6	6,2
Differenz als Fleisch? . .	+ 3,5	+ 2,3	+ 3,8	+ 2,7	+ 4,1	+ 3,9	+ 2,4
Ziege 4.							
Im Futter . .	39,3	38,0	35,5	38,9	35,4	44,0	38,9
Im Kote . . .	11,0	10,8	11,7	10,3	9,7	18,7	10,1
Verdaut . . .	28,3	27,2	23,8	28,7	25,6	25,3	28,8
Im Harn . . .	18,3	18,9	14,6	18,7	15,2	15,1	18,5
In der Milch .	6,7	6,3	7,9	5,1	5,2	8,6	5,7
Differenz als Fleisch? . .	+ 3,3	+ 2,0	+ 1,3	+ 4,9	+ 5,2	+ 1,6	+ 4,6

Auffallend erscheinen zunächst im Vergleich mit den Veröffentlichungen entsprechender, vorher erwähnter Arbeiten die niedrigen N-Ausscheidungen im **Harn** während der Ersatzperioden, vor allem der starken Ammoniumacetatperiode. Berücksichtigt man jedoch, daß in diesem Versuch im sonstigen Futter auch erheblich geringere N-Mengen den Tieren zugeführt und von ihnen verdaut wurden, so findet man, wie nachstehend noch näher berechnet sein wird, daß in den Ersatzperioden mit Ammoniumacetat und Harnstoff in Wirklichkeit vielfach sogar ein geringes Plus an N im Harn ausgeschieden wird, und zwar in Grammen:

Bei Ziege	1	2	3	4
In der Ammoniumacetatperiode .	1,2	0,1	— 0,8	0,9
In der Harnstoffperiode	1,5	— 0,3	— 0,4	— 0,4

Somit tritt bei Ammoniumacetatfütterung nur bei Ziege 3, bei Harnstoff dagegen bei den Ziegen 2, 3 und 4 eine dabei auch nur äußerse geringe Retention auf, während die übrigen Ziegen eine geringfügigt vermehrte N-Ausscheidung aufweisen. Die Möglichkeit einer schwachen Retention läßt sich nun wenigstens für Ammoniumacetat wohl kaum von der Hand weisen; so fanden z. B. *Grafe* und *Schläpfer*[1]) bei Verfütterung von an organische Säuren, wie Essig- und Zitronensäure gebundenem Ammoniak bei Hunden und Schweinen regelmäßig eine „zum Teil recht erhebliche" N-Retention. Ob aber die Ursache in

---

[1]) *Grafe* und *Schläpfer*, Zeitschr. f. physiol. Chem. **77**, 1, 1912.

einem Aufbau von Eiweiß aus Ammoniak und Kohlenhydraten durch die Leber zu suchen sei, erscheine ungewiß.

Die Höhe der Enddifferenzen und ihre Schwankungen bei den einzelnen Ziegen in den verschiedenen Perioden erklären sich zum Teil durch bei Kastenversuchen nur schwer vermeidliche Verluste, zum Teil durch den Umstand, daß für das Zustandekommen des N-Gleichgew chts die Länge der Perioden nicht besonders lang bemessen war, zum Teil durch Fleischansatz; denn den Gewichtstabellen ist zu entnehmen, daß das Gewicht der Ziegen während der Versuchsdauer sich langsam aufwärts bewegt. Infolge sinkender Lactation werden immer weniger Eiweiß und Stärkewerte für die Milchproduktion nötig und werden statt dessen zur Fleisch-, Fett- und Wärmebildung herangezogen, und zwar ist aus der erhöhten N-Ausscheidung im Harn gegen Ende des Versuchs hin — die Unterschiede zwischen der ersten und dritten Grundperiode betragen je Tag bis zu über $2\,g$ — darauf zu schließen, was ja auch schon aus zahlreichen Tierversuchen hinlänglich bekannt ist, daß bei ausgewachsenen Tieren, — und um solche handelt es sich auch hier, — ein verstärkter Fleischansatz kaum stattfindet, vielmehr das zu Ende des Versuchs im Futter im Überfluß vorhandene Eiweiß größtenteils zur Fettbildung herangezogen wird, also einer Spaltung in eine Kohlenhydratgruppe und Harnstoff unterliegt, welch letzterer ungenützt durch die Nieren den Körper verläßt. Die Ersatzfutterperioden haben durchweg besonders günstig auf die Lebendgewichtszunahme eingewirkt, so daß die Ziegen das in ihnen erreichte Gewicht in den anschließenden Grundperioden nicht zu halten vermögen. Doch kann aus der Gewichtszunahme auf Fleischansatz nur in Verbindung mit positiven N-Bilanzen geschlossen werden; weil aber diese beiden Bedingungen vorliegen, erscheint jedenfalls die Möglichkeit einer Verwendung von Amiden zum Fleischansatz gegeben. Ferner erlauben Verdauungskoeffizienten und N-Bilanzen einen Schluß auf die Verwertung des Ammoniumacetat-N und Harnstoff-N im Vergleich zum Eiweiß-N, denn die Differenz zwischen resorbierter und im Harn ausgeschiedener N-Menge in den Grundfutterperioden ergibt die Verwertung des Eiweiß-N. Ersetzen wir nun einen Teil von diesem durch Ammoniumacetat- oder Harnstoff-N, so wird die Wirkung dieser beiden N-Substanzen im Vergleich zum Eiweiß der ersetzten Futtermittel mithin in ihrer Wirkung um die N-Mengen erniedrigt oder erhöht, die mehr bzw. weniger im Harn ausgeschieden werden, also ungenutzt den Körper verlassen; daraus läßt sich die prozentische Ausnutzung des Ammoniumacetat- und Harnstoff-N im Vergleich zum Eiweiß-N ermitteln.

Zu diesem Zwecke bezieht man die Harn-N-Ausscheidungen der ersten und zweiten Ersatzperiode auf die Mittelwerte der Harn-N-Mengen der sie einschließenden ersten und zweiten Grundperiode und die der dritten und vierten Ersatzperiode auf die der zweiten und dritten Grundperiode. Es wird nach dieser Rechnung an Harn-N mehr (+) oder weniger (—) in den Ersatzperioden ausgeschieden als in den auf sie bezogenen Grundperioden in Grammen je Tag:

Bei den Ziegen	1	2	3	4
In der I. Ersatzperiode	— 0,8	— 0,2	—	- 0,4
In der II. „	— 4,1	— 3,6	— 3,0	— 3,9
In der III. „	— 1,9	— 2,8	— 2,8	— 3,4
In der IV. „	— 3,0	— 2,7	— 3,4	— 3,5

Infolge des geringeren N-Gehalts des Futters der Ersatzperioden und geringerer Ausscheidung im Kote (siehe Tabellen über Ausnutzungsversuche) sind weniger Gramm N verdaut worden, als es dem Durchschnitt der Grundfutterperioden entspricht:

Bei den Ziegen	1	2	3	4
In der I. Ersatzperiode	2,1	0,7	0,2	1,4
In der II. „	5,3	3,7	2,2	4,8
In der III. „	3,4	2,5	2,4	3,0
In der IV. „	2,6	0,7	1,2	3,3

Für den Vergleich der Verwertung von Eiweiß- und Ersatz-N müssen diese weniger verdauten N-Mengen den Differenzen der Harn-N-Ausscheidungen zwischen Grund- und Ersatzfutterperioden noch zugezählt werden. Mithin werden bei einem Ersatz von 5 g Eiweiß durch 5 g Ammoniumacetat-N (I. Ersatzperiode) weniger (—) Gramm N ausgenutzt im Vergleich zum Eiweiß-N bei den Ziegen:

1	2	3	4
— 1,3	— 0,5	— 0,2	— 1,8

und bei einem Ersatz von 11,98 g Eiweiß-N durch 11,98 g Ammoniumacetat- oder Harnstoff-N weniger (—) oder mehr (+) im Vergleich zum Eiweiß-N:

Bei den Ziegen	1	2	3	4
Starke Ammonperiode	— 1,2	— 0,1	+ 0,8	— 0,9
Harnstoffperiode	— 1,5	+ 0,3	+ 0,4	+ 0,4

Die betreffenden Zahlen liegen

für die Hornmehlperiode bei . .	+ 0,4	+ 2,0	+ 2,3	+ 0,2

Das ergibt eine Ausnutzung des Ammoniumacetat-N im Vergleich zum Eiweiß-N in der schwachen Ammoniumacetatperiode bei den Ziegen:

	1	2	3	4
von (in Proz.)	74,0	90,2	94,4	62,2

in der starken (II.) Ersatzperiode:

von (in Proz.)	90,0	99,0	105,6	92,5

des Harnstoff-N im Vergleich zum Eiweiß-N in der dritten Periode:

von (in Proz.)	87,8	102,9	103,6	103,8

und des Hornmehl-N (Ovagsolan) zum Eiweiß-N in der vierten Periode:

in Proz. von	103,3	116,9	119,4	102,1

Diese außerordentlich starke Hinzuziehung der N-Salze für den Eiweißersatz scheint bestätigt zu werden durch die Höhe der N-Ausscheidungen in der Milch und durch die positive N-Bilanz, die für einen Fleischansatz spricht.

Im Anschluß hieran seien die Tabellen über die Verwertung der N-Substanz zur Milchbildung angeführt, die damit den zweiten Teil der Ausführung, die Wirkung der Eiweißersatzfuttermittel auf die Milchproduktion, einleiten sollen.

Einfluß der N-Salze auf die Milchproduktion.

1. Berechnet aus Reinprotein-N des Futters und Pepsinsalzsäure unlöslichem N des Kotes.

	Grundperiode I	Ersatzperiode I	Ersatzperiode II	Grundperiode II	Ersatzperiode III	Ersatzperiode IV	Grundperiode III
Ziege 1.							
Verdaut . . .	26,4	20,5	12,5	24,5	12,8	23,6	24,0
Erhaltungs-N	2,5	2,5	2,5	2,5	2,5	2,5	2,5
Differenz der N-Bilanz . .	4,5	4,3	1,5	2,9	2,9	3,5	3,4
Für Milchproduktion . .	19,4	13,7	8,5	19,1	7,4	17,6	18,1
In der Milch .	7,5	7,4	7,4	5,9	4,1	5,5	3,9
In der Milch in Proz. des für sie verfügbaren N	38,8	54,3	87,1	31,0	55,5	31,0	21,3
Ziege 2.							
Verdaut . . .	26,0	22,9	14,3	25,8	14,7	26,5	25,8
Erhaltungs-N	2,5	2,5	2,5	2,5	2,5	2,5	2,5
Differenz der N-Bilanz . .	1,7	2,3	3,0	4,2	4,7	3,1	3,1
Für Milchproduktion . .	21,8	18,1	8,8	19,1	7,5	20,9	20,2
In der Milch .	9,0	7,8	7,6	6,2	5,3	8,6	5,8
In der Milch in Proz. des für sie verfügbaren N	41,4	43,3	85,5	32,7	71,3	41,3	28,7

	Grundperiode I	Ersatzperiode I	Ersatzperiode II	Grundperiode II	Ersatzperiode III	Ersatzperiode IV	Grundperiode III
Ziege 3.							
Verdaut . . .	26,3	22,2	15,0	24,7	14,0	26,1	25,9
Erhaltungs-N	2,4	2,4	2,4	2,4	2,4	2,4	2,4
Differenz der N-Bilanz . .	3,5	2,4	3,8	2,7	4,1	3,9	2,4
Für Milchproduktion . .	20,4	17,4	8,8	19,7	7,5	19,8	21,1
In der Milch .	7,6	7,7	7,2	6,4	5,5	7,6	6,2
In der Milch in Proz. des für sie verfügbaren N	37,3	44,0	81,6	32,7	73,6	38,4	29,3
Ziege 4.							
Verdaut . . .	26,8	22,3	14,0	26,4	15,3	25,1	26,5
Erhaltungs-N	2,4	2,4	2,4	2,4	2,4	2,4	2,4
Differenz der N-Bilanz . .	3,3	1,9	1,3	4,9	5,2	1,6	4,6
Für Milchproduktion . .	21,1	18,0	10,3	19,1	7,7	21,1	19,5
In der Milch .	6,7	6,3	7,9	5,1	5,2	8,6	5,7
In der Milch in Proz. des für sie verfügbaren N	31,6	35,2	77,0	26,7	67,9	41,1	29,3

Der Berechnung des Erhaltungs-N wurde das Durchschnittsgewicht der einzelnen Ziege während der Versuchsdauer zugrunde gelegt, es beträgt

für Ziege 1 . . . . 39,1 kg
„   „   2 . . . . 39,53 „
„   „   3 . . . . 37,5 „
„   „   4 . . . . 37,9 „

Als Erhaltungseiweiß wurde mit *Morgen*, Die Landwirtschaftlichen Versuchsstationen **66**, 1907 und **68**, 1908: 400 g Eiweiß = 64 g Eiweiß-N auf 1000 kg Lebendgewicht angenommen.

Den Einfluß von Ammoniumacetat und Harnstoff sowie des Hornmehls als Ersatz von verdaulichem Reineiweiß auf die Milchproduktion zeigt der Vergleich der Menge, des Fett- und des Trockensubstanzgehaltes der Milch in den Grund- und Ersatzfutterperioden.

Zu berücksichtigen ist der Abfall der Milchproduktion mit Fortschreiten der Lactation. Den bei einfachem Gegenüberstellen somit entstehenden Fehler vermeidet am vollkommensten das *Morgen*sche[1]) Verfahren, das „aus der Anfangs- und Schlußperiode mit gleichem Futter die tägliche Depression berechnet, diese mit der Zahl der Tage multipliziert, die zwischen der Mitte der Anfangs- und der Mitte der zu vergleichenden Periode liegen, das Produkt von dem Ertrag der Anfangsperiode abzieht und diese Zahl mit dem gefundenen Ertrag der Zwischenperiode vergleicht".

---

[1]) *Morgen*, Die landwirtschaftl. Versuchsstationen **77**, 351, 1912.

Die Spanne zwischen der Mitte von Grundperiode I und
Ersatzperiode I umfaßt . . . .   20 Tage
zwischen Grundperiode I und Ersatzperiode II . . . .   40 „
„   „   I „ Grundperiode II . . . .   61 „
„   „   II „ Ersatzperiode III . . .   21 „
„   „   II „   „   IV . . . .   39,5 „
„   „   II „ Grundperiode III . . .   56 „
„   „   I „   „   III . . . 117 „

In allen Fällen gilt als Mitte die der eigentlichen Vergleichsperioden,
die in der Regel 13 Tage umfassen, da von jeder Periode die ersten 7 Tage
als Vorfütterungsabschnitt für die Beurteilung ausscheiden.

Die tägliche Depression beträgt in Grammen (Milchmenge) für die
Ziegen:

	1	2	3	4	5
Von der I. bis II. Grundperiode . .	7,95	10,54	3,24	4,28	6,92
„ „ II. „ III. „ . .	11,20	8,32	9,93	3,52	0,00

Hinsichtlich der Fettmenge beträgt die Depression für die Ziegen:

	1	2	3	4	5
Von der I. bis II. Grundperiode . .	— 0,01	0,112	0,047	— 0,004	— 0,036
„ „ II. „ III. „ . .	0,294	0,101	0,120	— 0,057	0,005

Die Trockensubstanz der Milch erfährt folgenden Abfall, wieder in
Grammen angegeben, je Tag für die Ziegen:

	1	2	3	4	5
Von der I. bis II. Grundperiode . .	0,9	1,26	0,59	0,53	0,80
„ „ II. „ III. „ . .	1,0	0,44	0,65	— 0,1	— 0,25

Das Produkt aus der täglichen Depression und der Anzahl der Tage
zwischen den Mitten der einzelnen Perioden ist der Differenzwert, um den
die betreffenden Anfangsperioden verringert werden müssen, damit sie
rechnerisch auf dasselbe Lactationsstadium der zu beurteilenden Ersatzperioden gebracht und so fehlerfrei mit ihnen verglichen werden können.
Diese Differenzwerte sind hier festgestellt:

Ziege:	1	2	3	4	5
	g	g	g	g	g

1. Milchmenge.

	1	2	3	4	5
Differenzwert für Grundperiode I zur Umrechnung auf das Lactationsstadium der Ersatzperiode I	159	211	65	86	138
Für Grundperiode I auf Ersatzperiode II	318	421	130	171	277
„ „ I „ Grundperiode II	485	643	198	261	422
„ „ II „ Ersatzperiode III	235	175	208	74	—
„ „ II „ „ IV	442	329	392	139	—
„ „ II „ Grundperiode III	627	466	556	197	—5

Ziege:	1	2	3	4	5
	g	g	g	g	g

2. Fettmenge.

	1	2	3	4	5
Für Grundperiode I auf Ersatzperiode I	— 0,20	2,24	0,94	— 0,08	0,72
„ „ I „ „ II	— 0,40	4,48	1,88	— 0,16	1,44
„ „ I „ Grundperiode II	— 0,61	6,83	2,87	— 0,24	2,20
„ „ II „ Ersatzperiode III	6,17	2,12	2,52	— 1,19	— 0,10
„ „ II „ „ IV	11,63	4,00	4,74	— 2,25	— 0,20
„ „ II „ Grundperiode III	16,46	5,66	6,72	— 3,19	— 0,28

3. Trockensubstanzmenge.

	1	2	3	4	5
Für Grundperiode I auf Ersatzperiode I	17,9	25,26	11,8	10,5	16,0
„ „ I „ „ II	35,9	50,5	23,7	21,0	32,1
„ „ I „ Grundperiode II	54,7	77,0	36,2	32,1	48,9
„ „ II „ Ersatzperiode III	20,5	9,2	13,7	— 1,9	— 5,3
„ „ II „ „ IV	38,6	17,2	25,8	— 3,6	— 9,95
„ „ II „ Grundperiode III	54,8	24,4	36,6	— 5,1	—14,1

Die Differenzen dieser Zahlen von den Werten der Grundfutterperioden nennt man nach *Morgen*[1]) die „korrigierten Werte“, die nun mit den tatsächlich erhaltenen Werten verglichen, ein richtiges Urteil ermöglichen.

1. Milchmenge.
I. Ersatzperiode, 12 Proz. Ammoniumacetat.

Ziege:	1	2	3	4	5
Korrigierter Wert	1637	1934	1748	1535	1409
Wirkliche Menge	1613	1819	1831	1542	1530
Differenz	— 24	— 115	+ 83	+ 7	+ 121
Wert der Ersatzperiode in Proz. der Grundperiode . .	98,5	94,0	104,8	100,5	108,6

II. Ersatzperiode, 45 Proz. Ammoniumacetat.

Ziege:	1	2	3	4	5
Korrigierter Wert	1478	1724	1683	1450	1270
Wirkliche Menge	1833	1845	1911	1792	—
Differenz	+ 355	+ 121	+ 228	+ 342	—
Wert der Ersatzperiode in Proz. der Grundperiode . .	124	107	113,5	123,6	—

III. Ersatzperiode, 45 Proz. Harnstoff.

Ziege:	1	2	3	4	5
Korrigierter Wert	1076	1327	1407	1286	1125
Wirkliche Menge	904	1378	1403	1371	1221
Differenz	— 172	+ 51	— 4	+ 85	+ 96
Wert der Ersatzperiode in Proz. der Grundperiode . .	84,0	103,8	99,7	106,6	108,5

---

[1]) *Morgen,* a. a. O.

360 E. Paasch:

IV. Ersatzperiode, 45 Proz. Hornmehl.

Ziege:	1	2	3	4	5
Korrigierter Wert	869	1173	1223	1221	1125
Wirkliche Menge	940	1525	1491	1606	1348
Differenz	+ 71	+ 352	+ 268	+ 385	+ 223
Wert der Ersatzperiode in Proz. der Grundperiode . .	108,2	130	122	131,6	119,8

2. Fettmenge.

I. Ersatzperiode.

Ziege:	1	2	3	4	5
Korrigierter Wert	43,34	58,36	45,78	42,73	44,00
Wirkliche Menge	50,62	58,44	50,79	46,93	50,50
Differenz	+ 7,28	+ 0,08	+ 5,01	+ 4,20	+ 6,50
Wert der Ersatzperiode in Proz. der Grundperiode . .	117	100,1	111	109,8	114,8

II. Ersatzperiode.

Ziege:	1	2	3	4	5
Korrigierter Wert	43,54	56,12	44,84	42,81	43,28
Wirkliche Menge	56,09	61,68	56,57	51,52	—
Differenz	+ 12,55	+ 5,56	+11,73	+ 8,71	—
Wert der Ersatzperiode in Proz. der Grundperiode . .	128,8	109,9	126,2	120,4	—

III. Ersatzperiode.

Ziege:	1	2	3	4	5
Korrigierter Wert	37,59	51,65	41,31	44,07	42,63
Wirkliche Menge	28,08	44,10	33,87	34,36	34,31
Differenz	— 9,51	— 7,55	— 7,44	— 9,71	— 8,32
Wert der Ersatzperiode in Proz. der Grundperiode . .	74,7	85,38	81,99	77,97	80,48

IV. Ersatzperiode.

Ziege:	1	2	3	4	5
Korrigierter Wert	32,13	49,77	39,09	45,13	42,73
Wirkliche Menge	25,69	45,33	35,49	42,66	31,71
Differenz	— 6,44	— 4,44	— 3,60	— 2,47	— 11,02
Wert der Ersatzperiode in Proz. der Grundperiode . .	79,96	91,08	90,79	94,53	74,21

3. Trockensubstanz.

I. Ersatzperiode.

Ziege:	1	2	3	4	5
Korrigierter Wert	176,1	215,9	183,9	160,3	157,7
Wirkliche Menge	183,5	209,5	196,6	173,1	172,2
Differenz	+ 7,4	— 6,6	+ 12,7	+ 12,8	+ 14,4
Wert der Ersatzperiode in Proz. der Grundperiode . .	104,2	97	107	108	109

II. Ersatzperiode.

Ziege:	1	2	3	4	5
Korrigierter Wert	158,2	190,7	172,1	149,7	141,6
Wirkliche Menge	202,8	212,6	205,0	194,3	—
Differenz	+ 44,6	+ 21,9	+ 33,0	+ 44,6	—
Wert der Ersatzperiode in Proz. der Grundperiode . .	128,2	111,5	119,2	129,8	—

III. Ersatzperiode.

Ziege:	1	2	3	4	5
Korrigierter Wert	118,8	155,0	145,8	140,6	130,1
Wirkliche Menge	105,7	157,5	143,1	146,2	138,3
Differenz	— 13,1	+ 2,5	— 2,7	+ 5,6	+ 8,2
Wert der Ersatzperiode in Proz. der Grundperiode . .	89	101,6	98,1	104	106,3

IV. Ersatzperiode.

Ziege:	1	2	3	4	5
Korrigierter Wert	100,7	146,9	133,7	142,3	134,8
Wirkliche Menge	105,8	174,2	152,2	174,9	145,4
Differenz	+ 5,1	+ 27,3	+ 18,5	+ 32,6	+ 10,6
Wert der Ersatzperiode in Proz. der Grundperiode . .	105	118,6	113,8	122,9	107,9

Nach den Resultaten übt ein 50proz. Ersatz des verdaulichen Reineiweißes durch die entsprechende Menge Ammoniumacetat auf die Milchproduktion einen ausschließlich günstigen Einfluß aus, der sich in einer wesentlichen Steigerung der absoluten Menge, des absoluten Fett- und absoluten Trockensubstanzgehaltes der Milch äußert. Denn die Werte dieser Ersatzperiode übersteigen nicht nur die korrigierten, also auf dasselbe Lactationsstadium reduzierten, sondern sogar die tatsächlichen Ergebnisse der 5 Wochen vorhergelegenen Grundfutterperiode, so daß damit eine günstige Beeinflussung außer

Frage gestellt zu sein scheint. Die prozentische Zusammensetzung der Milch bleibt ziemlich unberührt. Demgegenüber stellt *Morgen* in seinen Versuchen betreffs Eiweißersatz durch Ammoniumacetat[1]) die unbedingte Überlegenheit des Eiweißfutters über die N-Salze fest und weist eine etwaige Erklärung der niedrigeren Erträge der Ersatzfutterperioden durch den geringeren Stärkewert derselben — denn der Eiweißersatz durch Ammoniumacetat fand ohne Zugaben von Kohlenhydraten statt — mit eingehenderer Begründung zurück. Es kann jedoch aus dem hier vorliegenden Zahlenmaterial eine andere Schlußfolgerung als die soeben von mir gebrachte nicht gezogen werden. Ein weniger günstiges Bild zeigt der Ersatz durch Harnstoff. Die Ziegen 1 und 3 reagieren in ungünstigem, die Ziegen 2, 4 und 5 in günstigem Sinne hinsichtlich der Menge und des Trockensubstanzgehaltes der Milch; der prozentische und absolute Fettgehalt der Milch verringert sich ausnahmslos. Dies erscheint um so auffallender, als gerade das Ammoniumacetat Verdauungsstörungen und -depression gegenüber dem Harnstoff verursachte. Doch deckt sich das Resultat andererseits mit Versuchen am männlichen Wiederkäuer von *Kellner*, bei denen das essigsaure Ammoniak und das Asparagin die anderen Amide in betreff des Eiweißersatzes übertrafen. Hornmehl vermehrte durchweg bedeutend Milchmenge und -trockensubstanz, drückte den absoluten Fettgehalt leicht, den prozentischen, wie die Tabellen zeigen, mithin äußerst stark, wodurch die Qualität der Milch sich sehr verschlechterte.

Um die Erfolge der Ersatzperioden untereinander in fehlerfreie Beziehung bringen zu können, sind sie nach dem *Morgen*schen Verfahren[2]) auf die höchstmöglichen Milcherträge umgerechnet durch einfache Proportion. Hierdurch tritt die besonders gute Wirkung des Ammoniumacetats scharf hervor. Werden nämlich nach Durchführung dieser Methode die Erträge der 50proz. Ammoniumacetat-Ersatzperiode = 100 gesetzt, dann belaufen sich die der anderen Ersatzperioden auf:

Ziege:	1	2	3	4
1. Milchmenge.				
Schwache Ammoniumacetatperiode	79,5	87,9	92,2	81,8
Harnstoffperiode	67,8	97,0	87,8	86,3
Hornmehlperiode	87,2	121,5	107,3	106,5
2. Fettmenge.				
Schwache Ammoniumacetatperiode	90,7	91,1	87,9	91,2
Harnstoffperiode	58,0	77,7	65,0	64,8
Hornmehlperiode	62,1	82,9	72,0	78,5

---

[1]) *Morgen*, Die landwirtschaftl. Versuchsstationen **73**, 285, 1910; **75**, 265, 1911.

[2]) *Derselbe*, Ebendaselbst **77**, 351, 1912.

3. Trockensubstanzmenge.

Ziege:	1	2	3	4
Schwache Ammoniumacetatperiode	81,2	87,0	89,7	83,2
Harnstoffperiode	69,4	91,1	82,3	80,1
Hornmehlperiode	81,9	95,3	95,5	94,7

Zur besseren Übersicht seien hier noch die Ergebnisse der Ersatzperioden, bezogen auf die Grundfutterperioden, zusammengestellt.

Grundfutterertrag = 100, dann

Ziege:	1	2	3	4	5
1. Für Milchmenge.					
Ammoniumacetatperiode, schwach . .	98,5	94,0	104,8	100,5	108,6
Ammoniumacetatperiode, 50 Proz. . . .	124,0	107,0	113,5	123,6	—
Harnstoffperiode	84,0	103,8	99,7	106,6	108,5
Hornmehlperiode	108,2	130,0	122,0	131,6	119,8
2. Für Fettmenge.					
Ammoniumacetatperiode, schwach . .	117,0	100,1	111,0	109,8	114,8
Ammoniumacetatperiode, 50 Proz. . . .	128,8	109,9	126,2	120,4	—
Harnstoffperiode	74,7	85,4	82,0	78,0	80,5
Hornmehlperiode	80,0	91,1	90,8	94,5	74,2
3. Für Trockensubstanz.					
Ammoniumacetatperiode, schwach . . .	104,2	97,0	107,0	108,0	109,1
Ammoniumacetatperiode, 50 Proz. . . .	128,2	111,5	119,2	129,8	—
Hornmehlperiode	105,0	118,6	113,8	122,9	107,9
Harnstoffperiode	89,0	101,6	98,1	104,0	106,3

Zusammenfassung.

Zusammengefaßt erlauben der erste und zweite Teil dieser Arbeit folgende Schlüsse:

Die Verwertung des Harnstoffs beträgt durchschnittlich 96,6 Proz., des Ammoniumacetats 98,6 Proz. und des Hornmehl-N 113,1 Proz. der Verwertung des Eiweiß-N. Diese Zahlen liegen, verglichen mit denen anderer Arbeiten, zwar sehr hoch, doch lassen die Vergleiche des Durchschnittsgewichts und der durchschnittlichen Milchproduktion der einzelnen Perioden sie trotzdem wohl glaubhaft erscheinen. Die Ziegen erzeugen nämlich durchschnittlich in Prozenten der Grundfutterperioden an:

	Milch- gesamtmenge	Milch- fettmenge	Milchtrocken- substanzmenge
In der Ammoniumacetatperiode .	117	121	122,2
„ „ Harnstoffperiode	100,5	80	99,8
„ „ Hornmehlperiode	122	86	113,6

Bei etwa 50proz. Ersatz des Futtereiweißes eines reichlichen Produktionsfutters durch Ammoniumacetat werden Gesamtmilch-, Milchfett- und Milchtrockensubstanzmenge erheblich erhöht, ohne daß eine Veränderung in der prozentischen Milchzusammensetzung einträte. Hornmehl drückt dagegen bei gleichzeitiger Steigerung der Gesamtmilch- und Milchtrockensubstanzmenge den Fettgehalt erheblich und verschlechtert daher die Qualität der Milch wesentlich. Auch Harnstoff wirkt in diesem Versuch nachteilig auf den Fettgehalt, übt aber keinen Einfluß auf die Milchmenge und den Trockensubstanzgehalt aus.

Das Körpergewicht wird in günstigem Sinne beeinflußt.

Eine im Durchschnitt vorhandene 97proz. Verwertung des Harnstoffs gegenüber dem Eiweiß-N, eine erhöhte positive N-Bilanz, Erhöhung des Körpergewichts und gleichbleibende Milchtrockensubstanzmenge machen einen Fleischansatz in der Harnstoffperiode sehr wahrscheinlich[1]) und lassen darauf schließen, daß Harnstoff als Eiweißersatz in den genannten Mengen sehr wohl zu dienen vermag, und daß er im Tierkörper auch dieselben Wirkungen hervorruft. Eine Reizwirkung auf die Milchdrüse braucht hierbei kaum in Frage zu kommen[2]). Dagegen scheint Ammoniumacetat auf die Milchdrüse noch eine besondere Reizwirkung auszuüben, die sich äußerlich in der Ausscheidung einer erhöhten Milchmenge gleicher Qualität und in niedrigerer positiver N-Bilanz erkennen und dahin erklären läßt, daß die vermehrte Milchproduktion auf Kosten des Fleischansatzes vor sich geht; die sehr erhebliche Gewichtszunahme ist hier sicherlich mehr auf Fettansatz zurückzuführen als in Grund- und Harnstoffperioden. Die höhere Verwertung des Hornmehls kann, wie bereits ausgeführt, als Folge des Ersatzes der verdaulichen Eiweißmenge von Trockenhefe und Hafer durch dieselbe Menge verdaulichen Eiweißes bzw. Hornsubstanz im Hornmehl erklärt werden; und in diesem Falle beteiligen sich dann wohl die Amide ebenfalls an Milch- oder Fleischbildung, könnten mithin als eiweißersetzend angesehen werden. Auch hier kann eine Reizwirkung wie beim Ammoniumacetat sehr wohl vorliegen, erscheint vielleicht um so wahrscheinlicher, als z. B. Hornmehl (hier Ovagsolan) die Wollproduktion bei Schafen erheblich steigern soll.

Die Arbeit gestattet mithin den Schluß auf nahezu volle Ersatzmöglichkeit des Futtereiweißes durch Ammoniumacetat bei einem Ersatz bis zu 50 Proz., das in der Milchbildung jenem sogar noch über-

---

[1]) *Völtz*, Landwirtschaftl. Jahrbücher **59**, 339, 1924.

[2]) Demgegenüber *Morgen*, Die landwirtschaftl. Versuchsstationen **103**, 1, 1924.

legen erscheint, auf etwas geringere des Harnstoffs, namentlich hinsichtlich des niedrigeren Fettgehaltes, auf volle Verwertung der verdaulichen Hornmehl-N-Substanz hinsichtlich der Milchmenge, während die Qualität der Milch sehr erheblich darunter leidet.

Es liegt allerdings vielleicht die Gefahr vor, daß N in den Ersatzperioden bei gleichzeitiger vermehrter Wasseraufnahme im Körper zurückgehalten[1]) und beides dann in den Grundperioden wieder abgegeben wird, Körpereiweiß dagegen zu der Milchproduktion verwendet und in den Grundperioden wieder erzeugt wird. Doch wird man wohl hier diese etwaige Vermutung fallen lassen können, da in unserem Falle zwei aufeinander folgende Ersatzperioden 6 Wochen umfassen, eine erhöhte N-Ausscheidung innerhalb dieser Zeit also unbedingt hätte eintreten müssen, wenn sie in Frage gekommen wäre, und da eine vermehrte Wasseraufnahme oder eine verminderte Wasserabgabe im Harn nicht stattfand.

Fettprozente und Fettmenge der Milch.

Vom 18. Mai bis 7. Juni 1923.   Grundfutterperiode I.

Fettprozente					Fettmenge in g				
1	2	3	4	5	1	2	3	4	5
2,5	3,6	2,7	2,7	2,9	48,6	64,4	49,7	46,3	47,0
2,4	3,2	2,7	2,7	2,8	45,3	66,5	52,3	45,8	41,9
2,0	3,5	2,6	2,9	2,9	36,4	69,6	45,9	50,3	43,0
2,0	3,0	2,7	3,0	3,2	38,4	60,5	50,7	54,5	46,7
2,2	4,0	2,7	2,8	3,2	38,9	86,3	51,2	49,0	47,7
2,7	3,9	2,7	2,7	2,8	50,3	93,4	49,6	47,5	40,4
3,0	3,3	2,7	2,7	3,0	57,9	74,6	49,5	46,4	43,7
1,9	2,5	2,4	2,7	3,0	34,7	57,4	47,2	47,5	45,2
2,0	2,7	2,6	2,7	2,8	39,5	61,4	47,5	46,0	43,2
1,9	2,7	2,7	2,7	3,0	32,5	62,0	51,7	45,6	44,2
2,9	3,1	2,7	2,7	3,0	52,7	69,9	48,9	44,9	45,8
2,7	3,1	2,9	2,7	3,1	53,7	68,8	52,5	46,5	51,7
3,0	3,1	2,6	2,6	3,9	52,8	69,6	50,6	43,3	44,1
2,7	3,1	2,9	2,6	3,0	44,6	65,8	50,3	42,3	45,6
2,4	2,6	2,5	2,5	3,0	40,3	55,6	42,3	38,8	41,5
2,2	2,4	2,3	2,5	2,4	42,6	51,4	40,9	41,3	39,9
2,4	2,6	2,4	2,6	2,6	43,1	53,6	42,1	42,1	39,4
2,4	3,0	2,6	2,6	3,0	40,0	59,1	44,8	38,1	46,6
2,3	2,9	2,6	2,7	2,7	39,2	55,0	46,9	40,2	40,2
2,5	3,0	2,4	2,6	3,0	44,9	58,0	41,5	37,9	45,8
				Mittel:					
2,4	2,83	2,58	2,63	2,89	43,14	60,60	46,72	42,65	44,72

---

[1]) *Scheunert*, diese Zeitschr. **133**, 137, 1922.

Vom 8. bis 27. Juni 1923. Ersatzperiode I.

Fettprozente					Fettmenge in g				
1	2	3	4	5	1	2	3	4	5
2,1	2,4	2,7	2,5	2,9	38,1	44,5	46,6	36,7	42,2
2,9	3,0	2,7	2,6	3,1	52,0	61,0	47,9	39,6	46,7
2,7	2,0	3,2	2,8	2,8	48,2	39,2	57,7	42,2	41,4
2,8	2,8	2,7	2,9	3,4	45,8	54,7	47,1	44,1	51,7
2,8	3,4	2,9	2,8	3,5	45,7	55,6	50,3	41,2	53,4
2,7	3,1	3,1	3,0	3,2	47,4	58,3	53,4	47,2	50,9
2,7	3,2	2,9	2,7	3,2	46,6	64,0	51,2	42,6	52,7
2,9	3,3	3,0	3,2	3,3	45,2	59,8	55,6	48,3	49,8
3,0	3,8	2,6	2,8	3,2	51,9	51,6	46,6	43,8	47,2
3,3	2,8	3,0	3,0	3,1	55,8	52,8	56,5	46,6	48,0
3,3	2,8	3,0	3,0	3,1	49,6	52,5	54,7	46,5	48,2
2,5	3,4	2,8	2,9	3,2	38,4	62,5	52,3	45,8	47,8
3,2	3,0	2,5	2,7	2,6	51,7	56,8	45,9	42,8	38,5
3,1	3,3	2,9	3,0	3,2	53,4	61,6	53,9	46,8	52,9
3,0	3,2	2,5	2,8	3,3	47,8	57,8	46,8	42,5	50,3
3,0	3,7	2,5	3,1	3,6	48,1	67,2	44,5	47,3	57,1
3,6	3,4	2,8	3,3	3,6	55,1	61,6	52,4	52,4	53,2
3,6	3,3	2,8	3,3	3,6	60,8	55,9	49,5	49,8	55,0
3,0	3,2	2,8	3,4	3,3	58,7	54,7	52,0	50,8	50,2
3,3	3,7	2,8	3,0	3,7	51,5	64,7	49,6	46,6	58,3

Mittel:

3,14	3,21	2,77	3,04	3,30	50,62	58,44	50,79	46,93	50,50

Vom 28. Juni bis 17. Juli 1923. Ersatzperiode II.

Fettprozente					Fettmenge in g				
1	2	3	4	5	1	2	3	4	5
3,2	3,3	3,0	3,1	3,2	54,4	55,3	53,5	48,4	46,4
3,4	3,1	2,9	3,2	3,4	56,8	55,3	54,9	50,1	55,8
3,2	3,2	2,6	3,0	3,0	56,9	58,7	48,8	49,2	49,2
3,3	3,3	2,6	2,7	2,7	59,1	62,1	52,6	45,6	44,3
3,4	3,3	2,3	2,5	2,0	56,9	58,1	43,8	40,5	33,6
3,4	3,2	2,6	2,9	2,5	61,2	60,2	51,8	49,6	40,5
3,4	3,1	3,0	2,9	3,1	60,1	60,7	60,4	49,3	50,5
3,0	2,8	3,1	2,9	3,0	53,8	55,7	61,4	50,9	47,9
3,1	3,2	2,7	2,9	3,5	56,6	63,9	50,8	51,0	26,2
3,4	3,0	3,1	3,2	3,3	60,5	59,7	59,5	53,3	23,1
3,4	3,0	3,1	3,2	3,3	62,3	57,9	63,4	58,7	45,6
3,0	3,0	2,7	3,0	2,5	55,0	58,6	51,0	52,8	39,8
2,9	3,1	2,6	3,0	3,1	53,2	58,8	52,0	53,5	43,5
3,4	3,5	2,6	2,6	3,1	61,3	61,5	51,0	47,0	41,3
2,9	4,0	2,7	3,0	3,2	52,1	69,5	53,4	54,8	46,3
2,9	3,6	3,0	3,0	3,2	55,6	62,8	54,9	53,7	47,2
3,1	3,6	3,1	2,8	3,3	57,0	61,8	56,7	52,4	46,7
3,1	3,7	3,5	2,6	3,5	58,6	64,8	62,8	46,9	45,7
2,8	3,6	3,2	2,6	3,1	51,3	63,9	59,8	47,1	44,8
2,8	3,6	3,1	2,6	3,4	51,8	62,9	58,7	46,6	48,1

Mittel:

3,06	3,34	2,96	2,88	—	56,09	61,68	56,57	51,52	—

Vom 18. Juli bis 8. August 1923.　Grundfutterperiode II.

Fettprozente					Fettmenge in g				
1	2	3	4	5	1	2	3	4	5
2,0	3,5	2,8	2,6	3,3	32,9	63,1	54,2	47,5	46,8
2,4	3,5	2,6	3,0	3,2	39,8	63,3	44,3	50,9	42,9
2,6	3,5	3,0	3,0	3,1	40,4	60,3	53,2	46,5	41,7
2,7	3,6	2,9	3,0	3,4	44,1	63,2	50,1	48,8	44,1
2,8	3,7	2,8	3,0	3,3	43,5	60,2	47,1	47,6	40,4
2,7	3,5	3,0	3,1	3,1	40,8	56,9	51,5	49,2	36,7
2,7	3,1	2,7	3,2	3,5	41,1	52,5	45,7	46,7	45,9
3,2	3,5	3,0	3,3	3,5	48,3	56,7	51,8	48,9	41,7
3,2	3,8	2,8	3,5	3,6	47,5	60,6	46,8	51,9	42,3
3,5	3,8	2,5	3,2	3,8	52,8	56,1	43,2	45,5	43,7
2,7	3,8	2,4	3,2	3,8	34,9	59,2	40,1	46,5	40,9
2,8	3,6	3,0	3,3	3,6	37,9	56,0	52,6	45,1	38,6
3,5	3,6	2,6	3,2	4,0	50,4	54,9	40,9	45,5	45,2
3,2	3,6	2,6	3,2	3,9	41,8	56,3	44,9	41,7	46,9
3,3	3,6	2,6	3,2	3,9	43,4	53,1	40,1	44,2	43,7
3,7	3,6	2,7	3,1	4,1	50,5	54,9	44,7	41,5	49,1
3,3	3,5	2,7	3,0	3,4	40,5	52,7	43,3	41,4	37,8
3,4	3,6	3,0	3,0	4,0	40,9	51,8	46,3	41,3	43,1
3,6	3,3	2,5	3,1	4,0	44,8	48,1	38,9	39,3	40,0
3,9	3,4	2,8	3,1	3,9	45,7	43,6	40,8	33,2	40,1
3,0	3,5	2,6	3,0	3,5	32,2	52,7	42,9	37,3	42,9
3,8	3,5	2,8	3,0	3,7	44,7	49,7	40,1	39,7	42,0
Mittel:									
3,34	3,58	2,71	3,15	3,78	43,76	53,77	43,83	42,88	42,53

Vom 9. bis 28. August 1923.　Ersatzperiode III.

Fettprozente					Fettmenge in g				
1	2	3	4	5	1	2	3	4	5
3,8	3,6	2,7	3,1	3,7	45,8	51,5	41,6	38,9	44,6
3,5	3,2	2,6	2,7	3,5	40,2	47,5	39,4	35,2	40,7
3,5	3,2	2,5	2,7	3,0	39,5	47,7	37,9	35,3	36,7
3,5	3,4	2,6	2,7	3,0	39,7	50,9	39,3	35,6	38,7
3,5	3,1	2,6	2,5	2,8	38,7	44,9	38,6	33,7	32,1
3,3	3,4	2,6	2,6	2,9	35,2	46,6	34,2	33,0	35,3
3,0	3,2	2,7	2,9	2,6	32,0	45,2	38,4	36,9	20,0
3,1	3,2	2,4	2,7	3,0	32,1	46,5	34,6	37,1	38,6
3,1	3,3	2,8	2,7	3,0	36,1	45,1	41,2	34,2	33,5
2,8	3,3	2,1	3,7	3,0	27,9	50,7	29,5	37,1	38,9
2,9	2,9	2,5	2,6	2,8	27,5	43,0	37,9	35,4	34,5
3,3	3,0	2,2	2,3	2,8	29,4	39,8	29,4	30,9	31,7
3,8	3,1	2,5	2,5	2,8	34,7	47,1	35,5	33,5	33,9
3,0	3,2	2,7	2,5	2,8	24,8	43,6	37,8	33,4	32,6
3,2	3,1	2,3	2,5	2,8	28,4	46,3	32,1	36,6	38,4
3,1	3,4	2,4	2,6	3,0	26,2	45,8	32,5	36,0	36,0
2,7	3,3	2,3	2,3	2,4	22,1	42,6	32,5	33,2	31,3
3,7	3,2	2,3	2,3	2,5	33,8	33,6	32,8	31,2	30,0
2,8	3,3	2,4	2,5	3,0	19,9	44,6	32,7	34,3	35,1
2,8	3,2	2,4	2,5	2,6	22,1	44,8	31,9	33,8	31,8
Mittel:									
3,11	3,20	2,41	2,51	2,81	28,08	44,10	33,87	34,36	34,31

Vom 29. August bis 14. September 1923. Ersatzperiode IV.

Fettprozente					Fettmenge in g				
1	2	3	4	5	1	2	3	4	5
2,7	2,9	2,1	2,5	2,7	26,9	40,9	26,2	31,6	30,8
2,7	2,9	2,1	2,5	2,7	25,1	45,2	31,9	36,0	34,3
2,8	2,6	2,2	2,3	2,3	28,8	40,0	32,3	36,3	32,5
2,8	2,7	2,3	2,2	2,2	30,4	42,6	35,5	35,0	33,3
2,8	2,7	2,4	2,2	2,2	28,7	43,0	36,4	34,2	29,0
2,8	2,7	2,4	2,2	2,2	27,8	43,8	37,5	33,8	29,3
2,8	2,9	2,4	2,3	2,2	24,5	45,3	35,9	34,3	30,5
2,8	2,9	2,5	2,4	2,2	25,8	44,5	37,5	36,7	32,1
2,5	2,9	2,6	2,7	2,3	23,0	45,4	38,6	41,6	29,7
2,5	2,9	2,6	2,8	2,4	25,5	43,6	38,6	42,6	32,6
2,7	2,9	2,3	2,9	2,5	24,9	44,9	34,6	45,7	32,9
2,5	2,9	2,3	2,9	2,4	24,6	46,1	33,2	44,4	31,0
2,5	2,9	2,3	2,9	2,3	24,9	45,8	33,4	47,7	31,2
2,7	2,9	2,3	2,9	2,4	28,4	45,3	34,6	48,0	32,8
2,8	2,9	2,3	2,4	2,4	26,6	45,5	33,2	41,0	34,1
3,0	2,3	2,3	2,4	2,4	25,2	46,5	35,3	40,1	30,3
3,3	2,3	2,4	2,3	2,3	28,2	45,8	36,0	38,8	30,6
					Mittel:				
2,73	2,97	2,38	2,66	2,35	25,69	45,33	35,49	42,66	31,71

Vom 15. bis 30. September 1923. Grundfutterperiode III.

Fettprozente					Fettmenge in g				
1	2	3	4	5	1	2	3	4	5
3,0	3,4	2,5	2,6	2,4	24,9	48,4	35,9	41,7	30,5
3,1	3,8	2,9	3,1	2,5	26,8	51,9	38,6	46,9	33,5
3,1	3,9	3,0	3,2	3,0	25,7	48,5	37,3	42,8	36,1
3,5	4,1	3,0	3,4	3,4	26,4	50,9	37,3	45,5	43,1
3,5	4,1	3,2	3,4	3,4	26,5	51,9	37,0	42,5	46,5
3,8	4,7	3,2	3,7	3,4	28,0	55,9	35,6	48,7	41,6
3,8	4,3	3,2	3,7	3,4	28,6	52,6	37,3	46,1	43,4
3,5	4,5	3,3	3,9	3,4	24,7	50,4	35,3	45,5	41,7
3,4	4,6	3,2	4,0	3,4	25,1	52,8	37,0	48,7	39,4
4,3	4,6	3,4	4,1	3,4	28,8	51,7	36,8	50,2	40,4
4,0	4,7	3,7	4,0	4,0	31,2	50,7	39,9	48,6	44,6
4,0	4,7	3,6	4,0	4,2	26,0	48,5	38,7	48,3	45,2
3,9	4,7	3,5	4,0	3,9	26,8	46,0	36,0	43,8	42,8
4,2	4,6	3,6	3,9	4,0	29,0	44,7	36,4	43,6	43,7
4,3	4,7	3,6	3,8	3,9	26,7	44,4	36,7	43,1	43,7
4,4	4,7	3,7	3,9	4,0	26,9	43,6	37,3	42,6	43,8
					Mittel:				
3,99	4,64	3,51	3,95	3,79	27,25	48,09	37,12	46,05	42,81

Trockensubstanzprozente und -menge der Milch.

Vom 19. Mai bis 7. Juni 1923.　Grundfutterperiode I.

Trockensubstanzprozente					Trockensubstanzmenge in g				
1	2	3	4	5	1	2	3	4	5
11,0	11,0	10,4	10,5	11,5	214,6	205,5	191,8	180,9	186,1
10,3	11,7	10,5	10,4	11,5	194,9	242,2	204,1	175,9	171,7
10,3	11,4	10,8	11,0	11,2	188,0	226,0	189,9	190,0	166,0
10,4	12,3	9,8	11,8	10,3	198,9	248,5	183,7	213,5	151,0
10,4	12,7	10,9	10,6	11,3	179,2	274,4	206,4	184,9	168,9
11,3	9,2	11,0	11,0	11,1	210,5	217,5	201,3	196,4	163,6
11,2	11,6	10,8	10,4	11,2	216,3	265,8	196,9	181,2	150,7
10,6	11,1	10,5	10,5	11,2	193,8	254,9	206,8	185,7	168,5
10,3	11,2	11,6	10,1	11,3	203,8	253,7	215,4	175,6	175,0
10,6	11,3	10,7	10,6	11,0	181,6	259,8	205,7	178,8	161,9
11,2	11,3	10,9	10,5	10,8	203,0	255,5	197,5	174,2	164,3
11,1	11,3	11,2	10,6	11,6	216,0	255,7	203,7	178,8	190,1
10,8	11,3	10,5	11,3	11,2	190,2	252,8	204,6	192,0	166,8
10,6	11,7	10,9	10,5	10,9	179,1	244,1	189,8	171,2	166,3
11,1	10,9	10,7	10,5	11,3	190,5	232,2	185,6	163,6	186,6
11,3	10,6	10,5	10,2	11,3	219,2	226,7	185,7	168,7	187,2
10,3	10,9	10,4	10,6	11,3	184,9	225,3	182,9	171,6	171,0
10,6	11,5	10,8	10,3	11,1	176,9	226,2	185,9	148,6	172,8
10,9	11,7	10,9	10,9	11,5	186,0	225,0	196,8	162,3	171,0
11,0	11,4	10,7	10,4	11,6	197,3	221,4	184,6	149,1	176,5
					Mittel:				
10,80	11,24	10,80	10,53	11,23	194,0	241,2	195,8	170,8	173,7

Vom 8. bis 27. Juni 1923.　Ersatzperiode I.

Trockensubstanzprozente					Trockensubstanzmenge in g				
1	2	3	4	5	1	2	3	4	5
11,1	11,7	11,1	10,8	11,3	201,5	217,4	195,0	158,0	164,3
10,9	11,6	10,8	10,7	11,5	192,7	235,0	191,2	162,8	173,9
10,4	10,2	9,7	9,6	10,3	185,3	198,9	173,9	144,0	152,1
11,2	11,5	10,6	10,8	11,6	183,8	225,0	187,6	161,0	175,7
11,3	11,6	9,6	9,4	11,9	184,4	219,8	163,2	140,7	180,9
11,3	10,9	10,6	9,8	10,8	197,7	204,2	191,7	154,9	156,3
11,3	11,8	10,8	11,2	11,4	194,7	232,5	189,9	176,3	187,8
11,4	11,7	11,3	11,2	11,6	177,5	215,6	209,7	165,9	174,9
11,8	11,9	11,2	11,4	11,4	205,8	223,7	200,2	175,2	168,2
11,3	11,7	11,0	11,4	11,4	191,0	220,8	206,4	176,8	176,2
11,3	11,7	11,0	11,4	11,4	169,8	219,5	199,5	176,1	176,7
10,8	10,7	10,9	11,2	10,3	165,5	196,3	204,3	173,4	154,1
11,8	12,0	10,9	11,5	11,2	190,8	228,2	200,4	182,4	165,5
9,9	9,0	9,3	9,8	10,4	169,8	167,3	173,7	152,9	171,2
11,0	11,8	10,3	11,2	11,3	174,5	211,9	193,6	173,2	172,6
11,3	11,9	10,4	11,4	10,7	181,3	216,5	185,1	173,8	169,7
12,1	11,7	10,8	11,3	11,6	185,7	212,6	201,8	179,5	169,2
12,1	11,7	10,8	11,3	11,6	204,8	198,8	190,7	170,8	175,1
11,6	11,7	10,9	11,4	11,5	188,8	202,9	198,9	170,6	175,3
11,5	11,9	10,9	11,6	12,0	179,8	208,9	192,4	179,5	188,5
					Mittel:				
11,37	11,51	10,74	11,23	11,25	183,5	209,5	196,7	173,1	172,1

Vom 28. Juni bis 17. Juli 1923.
Ersatzperiode II.

Trockensubstanzprozente					Trockensubstanzmenge in g				
1	2	3	4	5	1	2	3	4	5
12,2	12,0	11,0	11,5	11,7	206,5	200,5	195,8	179,6	169,8
10,3	11,3	9,5	10,9	20,0	171,7	202,1	177,4	170,1	180,1
11,0	11,3	9,8	11,1	10,8	195,6	207,5	192,2	182,5	177,6
10,9	11,4	10,3	11,0	10,8	195,1	214,5	204,3	182,3	177,8
10,8	11,1	10,6	10,7	11,4	180,6	195,5	206,2	177,2	191,5
11,2	11,2	10,7	10,3	11,1	200,9	210,7	213,3	176,3	179,5
10,4	10,1	10,0	10,9	10,9	183,6	196,7	201,2	185,1	177,9
11,8	11,2	10,7	11,3	11,3	211,1	222,5	211,5	198,4	183,8
11,5	11,3	10,8	11,3	12,6	210,6	225,1	202,9	202,5	94,3
11,0	11,5	11,0	11,4	11,5	195,4	229,2	210,8	189,8	80,3
11,0	11,5	11,0	11,4	11,5	201,1	222,6	224,5	209,2	158,5
10,9	10,5	10,1	10,4	10,7	199,6	206,1	190,3	182,7	170,9
10,7	12,0	10,3	10,7	11,5	197,0	227,3	205,1	191,4	160,5
11,5	12,2	10,5	11,3	12,4	207,5	214,3	209,8	204,5	164,8
11,0	12,0	11,0	10,8	11,4	198,4	208,6	213,5	196,8	165,2
11,6	11,6	11,0	11,1	11,6	222,0	201,5	201,5	199,2	171,0
11,0	11,8	10,9	10,5	11,5	202,3	201,6	199,2	196,6	152,1
10,8	11,6	11,5	10,4	11,4	203,3	203,1	205,9	187,7	148,1
10,8	11,7	10,6	10,4	11,2	197,9	207,2	198,2	188,2	161,4
10,3	11,1	10,3	10,0	11,1	190,5	194,4	192,0	179,3	154,6

Mittel:

11,06	11,52	10,73	10,84	—	202,8	212,6	205,0	194,3	—

Vom 18. Juli bis 8. August 1924.
Grundperiode II.

Trockensubstanzprozente					Trockensubstanzmenge in g				
1	2	3	4	5	1	2	3	4	5
9,9	11,6	10,5	10,4	11,1	162,9	208,5	203,5	186,8	157,4
10,7	11,5	10,4	10,9	10,4	177,8	208,1	180,2	185,6	139,1
10,9	11,6	10,6	10,9	11,1	169,3	199,9	187,9	169,4	149,8
10,6	11,3	10,3	10,3	9,4	173,9	198,2	180,3	167,2	122,0
11,0	11,6	10,1	10,0	10,9	167,6	189,2	170,8	158,7	133,4
10,4	11,2	10,5	10,8	10,8	157,0	182,2	180,3	171,2	129,9
10,8	11,4	9,6	10,0	10,1	164,4	192,5	161,7	145,2	133,1

Im Mittel von 15 Tagen dieser Periode:
(für die Hauptperiode liegt nur die folgende Mittelzahlenreihe vor):

10,63	10,93	9,88	10,20	11,10	139,3	164,1	159,6	138,7	124,8

Vom 9. bis 28. August 1923.　Ersatzperiode III.

Trockensubstanzprozente					Trockensubstanzmenge in g				
1	2	3	4	5	1	2	3	4	5
11,6	11,0	10,2	10,8	12,4	139,8	157,3	156,9	135,3	148,8
11,5	11,0	10,1	10,8	11,5	132,0	162,8	153,6	140,2	134,3
11,5	11,1	10,2	10,7	11,5	129,3	165,7	154,5	139,5	140,8
11,5	11,1	10,3	10,7	11,5	129,7	166,7	155,5	140,8	148,1
11,5	11,6	10,4	10,8	11,1	127,4	167,1	153,9	144,9	127,7
11,2	11,0	10,4	10,4	11,0	119,4	150,0	136,1	131,9	133,5
11,3	11,4	10,2	10,8	11,1	120,6	161,0	141,0	137,2	128,3
11,4	11,0	10,0	10,7	10,9	118,3	159,4	143,4	147,6	140,2
11,6	10,8	10,2	10,6	11,6	134,9	147,4	150,0	134,2	138,8
11,2	11,4	10,0	11,0	11,6	114,3	147,5	140,0	150,6	149,7
11,6	11,4	10,4	10,8	11,6	110,2	168,3	156,9	146,4	142,3
12,0	11,4	10,2	10,8	11,8	106,5	150,6	135,9	144,6	135,6
12,6	11,4	10,2	10,6	11,5	114,5	172,7	144,8	141,9	136,3
12,0	11,6	10,4	10,7	11,2	99,2	154,8	145,4	146,6	130,1
12,0	11,4	10,2	10,8	11,4	106,5	170,5	141,6	154,7	155,9
11,6	11,9	10,1	10,5	11,5	97,7	159,6	134,5	145,3	138,2
11,3	12,0	10,2	10,4	10,8	92,2	151,9	144,1	150,3	137,3
12,0	11,6	10,3	10,3	11,2	108,5	121,5	146,9	145,4	134,3
10,8	11,6	10,2	10,8	11,4	76,9	154,5	138,7	147,1	133,1
12,0	11,6	10,4	10,8	11,2	94,7	162,3	137,9	145,6	136,7

Mittel:

11,70	11,43	10,20	10,66	11,33	105,7	157,5	143,1	146,2	137,3

Vom 29. August bis 14. September 1923.　Ersatzperiode IV.

Trockensubstanzprozente					Trockensubstanzmenge in g				
1	2	3	4	5	1	2	3	4	5
11,8	11,7	10,6	11,0	11,4	117,2	165,3	132,1	138,4	129,8
11,2	11,2	10,0	10,4	11,0	103,8	174,6	151,9	149,9	139,3
11,0	10,6	10,0	10,3	10,6	113,0	162,9	146,6	163,2	149,7
11,1	11,0	10,2	10,5	10,8	118,6	172,9	157,0	166,8	162,5
11,0	10,6	9,8	10,7	10,3	112,8	168,9	148,8	166,8	162,5
11,4	10,9	10,2	10,4	10,2	113,4	177,4	159,0	160,0	135,1
11,4	11,4	10,2	10,6	11,1	101,2	177,9	155,4	157,7	153,1
11,3	11,6	10,4	10,6	10,7	106,0	178,0	158,8	162,2	155,8
11,2	11,6	10,2	11,1	10,7	103,0	181,0	151,0	171,4	141,4
11,0	11,3	10,2	11,2	11,6	101,7	170,4	150,7	169,8	141,0
11,3	11,4	10,1	11,2	11,1	104,0	176,0	155,7	175,8	143,1
11,1	11,2	10,2	11,2	11,0	108,1	177,2	146,6	170,8	142,3
11,0	11,4	10,2	11,1	10,7	111,5	179,1	147,7	182,9	144,4
11,2	11,2	10,2	10,7	10,8	115,4	174,9	152,9	176,5	147,5
11,5	11,4	10,3	10,6	10,8	111,1	178,7	149,1	181,1	153,2
11,6	11,6	10,2	10,7	10,8	97,2	164,0	155,9	178,3	142,3
11,7	11,8	10,2	10,7	10,8	100,1	163,1	153,1	180,1	143,0

Mittel:

11,26	11,43	10,20	10,89	10,79	105,8	174,2	152,2	174,9	145,4

Vom 15. bis 30. September 1923.   Grundfutterperiode III.

Trockensubstanzprozente					Trockensubstanzmenge in g				
1	2	3	4	5	1	2	3	4	5
11,6	11,6	10,4	10,7	11,5	96,1	163,2	149,5	171,3	146,1
11,6	11,7	10,9	10,9	10,7	100,0	161,8	145,2	165,3	143,2
12,3	12,4	11,2	11,2	11,4	101,7	154,0	138,1	149,7	137,1
11,2	12,6	11,1	11,5	11,6	84,2	155,9	133,8	151,7	146,7
11,4	12,5	11,3	12,2	11,4	86,3	157,5	130,9	150,1	156,2
11,2	12,4	11,2	11,5	11,3	82,6	147,3	124,4	151,4	138,7
11,8	13,4	11,4	12,3	12,0	88,5	163,3	132,7	153,6	152,9
11,8	13,4	11,4	12,3	12,0	82,8	149,4	121,4	143,2	147,0
11,8	13,3	11,3	12,2	12,0	86,8	152,7	130,2	148,6	138,8
11,7	13,2	11,2	12,2	12,0	78,7	147,8	121,1	149,5	142,5
12,5	13,5	11,6	12,2	12,6	96,9	145,8	125,2	148,2	140,0
12,6	13,4	11,6	12,2	12,4	82,1	138,2	124,5	146,9	133,8
12,8	13,3	11,5	12,2	12,0	87,6	129,9	118,5	133,2	131,8
12,0	13,2	12,0	12,6	12,6	82,9	128,1	121,4	140,5	137,6
12,7	13,4	11,9	12,4	12,5	78,7	126,2	121,3	140,3	139,9

Mittel:

12,37	13,49	11,61	12,35	12,29	84,6	139,8	122,9	143,8	138,9

Tägliche Milchmenge in g.

Grundfutterperiode I					Ersatzfutterperiode I				
1	2	3	4	5	1	2	3	4	5
1946	1790	1841	1716	1622	1815	1935	1757	1470	1457
1889	2079	1936	1696	1496	1763	2033	1775	1522	1507
1818	1988	1767	1734	1482	1785	1960	1802	1508	1480
1920	2015	1878	1817	1460	1635	1953	1778	1495	1520
1730	2157	1895	1750	1491	1632	1895	1704	1497	1527
1863	2364	1837	1792	1470	1754	1882	1812	1575	1454
1931	2295	1832	1751	1456	1725	1970	1767	1577	1647
1827	2295	1968	1792	1507	1560	1841	1852	1487	1510
1975	2275	1865	1735	1545	1732	1877	1792	1537	1475
1713	2295	1915	1690	1472	1692	1887	1885	1555	1550
1819	2255	1812	1662	1527	1504	1876	1822	1549	1554
1953	2257	1812	1693	1642	1535	1838	1868	1552	1493
1760	2245	1947	1698	1495	1617	1895	1837	1585	1480
1690	2090	1735	1627	1520	1723	1867	1860	1560	1654
1715	2140	1728	1552	1650	1592	1807	1872	1546	1525
1935	2143	1777	1652	1663	1602	1815	1780	1525	1587
1795	2063	1755	1620	1517	1531	1812	1872	1587	1457
1667	1970	1725	1437	1555	1698	1695	1769	1510	1508
1705	1930	1805	1488	1488	1622	1737	1823	1495	1495
1795	1935	1728	1430	1527	1562	1702	1770	1554	1575

Mittel:

1796	2145	1813	1621	1547	1613	1819	1831	1542	1530

Ersatzfutterperiode II					Grundfutterperiode II				
1	2	3	4	5	1	2	3	4	5
1700	1675	1785	1560	1450	1647	1802	1936	1793	1417
1670	1785	1860	1565	1640	1660	1808	1739	1698	1341
1778	1833	1953	1640	1640	1555	1722	1774	1550	1346
1790	1882	1984	1657	1640	1635	1757	1757	1626	1298
1675	1760	1945	1655	1680	1525	1628	1684	1587	1225
1800	1880	1992	1712	1620	1510	1627	1717	1587	1203
1769	1959	2012	1700	1629	1522	1693	1692	1458	1313
1795	1990	1980	1757	1625	1510	1620	1727	1484	1190
1827	1997	1882	1792	749	1485	1595	1673	1482	1175
1780	1990	1920	1665	700	1510	1475	1727	1420	1149
1832	1932	2045	1835	1382	1295	1559	1672	1453	1078
1833	1955	1890	1760	1593	1353	1535	1753	1568	1071
1836	1897	1999	1782	1402	1442	1527	1572	1423	1131
1803	1738	2000	1808	1332	1307	1565	1693	1304	1203
1797	1745	1941	1826	1447	1315	1517	1544	1381	1120
1917	1716	1832	1790	1477	1365	1527	1654	1340	1198
1839	1751	1828	1872	1416	1227	1505	1605	1379	1112
1889	1774	1794	1805	1305	1205	1437	1544	1378	1077
1832	1757	1870	1811	1444	1243	1458	1557	1267	1000
1850	1447	1864	1793	1393	1171	1281	1459	1185	1027
—	—	—	—	—	1073	1506	1617	1242	1228
—	—	—	—	—	1160	1420	1431	1292	1120

Mittel:

1833	1845	1911	1792	—	1311	1502	1615	1360	1125

Ersatzfutterperiode III					Ersatzfutterperiode IV				
1	2	3	4	5	1	2	3	4	5
1205	1430	1540	1254	1205	995	1409	1247	1263	1141
1149	1483	1515	1303	1165	930	1559	1521	1441	1269
1129	1490	1515	1306	1224	1028	1540	1469	1578	1414
1133	1498	1510	1318	1290	1068	1578	1545	1589	1513
1105	1447	1485	1347	1147	1026	1593	1515	1555	1317
1066	1369	1314	1269	1216	993	1623	1562	1536	1330
1067	1412	1421	1273	1152	889	1562	1527	1491	1386
1035	1453	1441	1374	1286	937	1535	1530	1530	1460
1165	1365	1471	1266	1115	921	1567	1486	1540	1321
1017	1537	1406	1375	1296	927	1504	1483	1523	1329
948	1483	1514	1361	1232	922	1547	1536	1577	1289
891	1325	1337	1343	1154	983	1588	1443	1532	1291
912	1519	1420	1339	1188	1015	1578	1454	1643	1355
827	1340	1401	1365	1164	1032	1562	1505	1654	1366
889	1492	1394	1435	1370	966	1570	1442	1709	1421
844	1346	1326	1384	1201	839	1409	1534	1671	1315
817	1271	1413	1445	1276	854	1387	1498	1686	1329
902	1051	1427	1416	1199	—	—	—	—	—
712	1332	1362	1372	1169	—	—	—	—	—
789	1401	1330	1350	1221	—	—	—	—	—

Mittel:

903	1378	1403	1371	1221	940	1524	1491	1607	1348

Grundfutterperiode III.　Menge in g				
1	2	3	4	5
829	1402	1437	1602	1272
865	1384	1440	1512	1339
830	1244	1235	1338	1203
753	1242	1205	1319	1267
757	1265	1157	1231	1367
738	1190	1111	1314	1223
753	1223	1166	1246	1276
705	1119	1070	1167	1227
739	1148	1155	1218	1158
670	1124	1081	1225	1189
779	1078	1079	1215	1115
650	1032	1075	1207	1077
687	979	1028	1096	1098
691	972	1012	1117	1092
620	945	1020	1134	1120
612	928	1009	1092	1095
Mittel:				
684	1036	1059	1163	1130

Trockensubstanzprozente und -menge des lufttrockenen Kotes.
Grundfutterperiode I.

Prozente				Menge in g			
1	2	3	4	1	2	3	4
35,0	37,0	36,3	32,5	430,5	673,4	580,8	520,0
35,0	37,5	30,6	32,6	416,5	570,0	557,5	560,5
34,7	42,7	39,4	33,1	537,8	649,0	665,9	540,0
38,6	38,4	33,6	34,2	649,3	545,7	561,6	516,6
34,8	38,8	35,4	35,1	577,2	545,9	612,1	546,8
34,9	36,5	34,5	34,5	580,3	668,5	596,2	592,7
39,5	37,0	35,9	32,2	596,5	676,9	643,3	628,3
33,1	35,7	32,2	32,5	516,7	641,9	606,1	594,0
36,2	35,7	32,0	33,3	589,9	581,9	589,2	596,8
33,8	35,7	31,2	33,4	513,3	666,8	577,6	661,3
35,2	38,2	32,5	32,3	542,2	614,4	610,1	629,1
35,1	34,7	32,1	29,8	523,4	637,6	642,4	602,0
31,6	33,0	36,3	31,5	603,2	580,3	576,4	487,8
32,2	32,2	30,4	30,1	470,4	567,1	535,7	667,1
33,1	33,3	31,9	30,9	565,2	613,5	587,1	577,5
34,0	33,2	32,7	32,4	557,3	611,1	562,6	566,3
33,6	34,1	32,2	32,6	561,0	638,4	652,8	469,3
34,8	35,1	32,4	34,8	560,3	586,4	583,6	706,0
33,1	33,4	31,8	33,5	562,7	604,5	588,9	582,4
34,5	32,5	31,3	32,1	521,3	611,8	594,9	496,8
Mittel:							
33,89	34,36	32,24	32,22	545,1	611,9	592,9	587,4

Ersatzfutterperiode I.

Prozente				Menge in g			
1	2	3	4	1	2	3	4
35,3	34,7	31,5	33,6	507,7	624,6	611,5	638,8
34,9	35,5	33,0	33,5	572,5	646,1	614,6	589,1
36,8	37,7	33,1	34,9	552,6	599,6	568,6	610,8
38,6	37,9	34,5	35,2	540,1	584,1	566,5	587,8
36,8	38,6	33,4	37,8	536,7	559,1	527,7	529,5
38,5	37,1	33,1	34,6	519,8	601,5	558,7	512,5
35,8	38,3	33,5	36,0	383,2	601,2	553,4	648,7
36,4	37,9	34,9	35,1	538,9	583,8	649,9	568,3
35,0	35,6	36,1	34,5	469,4	547,5	613,0	544,3
37,2	37,8	34,2	35,6	458,0	594,1	604,8	554,9
38,3	40,5	35,0	35,6	472,9	587,7	587,2	626,4
36,2	36,5	33,0	35,0	420,3	584,6	554,7	566,7
37,4	34,5	33,1	35,4	504,8	602,9	622,3	636,8
36,9	34,4	33,5	34,3	524,1	540,6	579,4	565,3
38,4	39,0	33,8	34,5	483,8	681,9	608,9	603,9
38,4	38,0	33,9	34,3	499,1	614,9	607,7	693,3
38,4	36,3	34,1	34,0	460,4	551,6	596,1	533,0
38,8	35,5	34,0	34,2	563,0	528,5	588,7	591,0
38,8	36,6	32,7	34,2	582,2	581,1	594,8	603,2
38,1	35,7	34,2	34,8	502,7	607,4	595,6	601,7

Mittel:

37,57	36,79	34,04	34,70	498,4	585,1	600,2	591,4

Ersatzfutterperiode II.

Prozente				Menge in g			
1	2	3	4	1	2	3	4
38,1	35,7	35,3	35,7	388,9	496,5	511,7	535,8
39,5	38,3	37,0	40,0	516,8	497,9	591,7	527,7
39,0	38,6	38,6	40,6	479,7	502,1	624,8	552,2
40,0	40,7	37,8	42,5	511,6	557,0	589,8	594,9
38,1	42,3	37,3	39,1	423,0	448,2	503,0	519,6
44,8	39,3	37,5	43,5	496,9	502,9	558,3	456,2
44,4	37,7	35,7	38,9	568,3	637,8	611,1	564,1
44,0	43,6	36,9	39,2	514,6	640,3	531,2	651,2
45,4	40,7	38,4	41,9	503,8	667,3	506,7	691,3
45,4	40,7	38,4	41,9	503,8	703,9	502,9	695,5
44,3	43,8	39,4	40,3	474,3	482,8	504,3	551,6
42,5	42,1	39,9	39,5	493,5	711,3	519,1	572,5
43,3	40,2	39,8	41,0	454,6	711,0	541,1	565,5
41,3	38,7	41,1	42,2	532,4	576,3	624,0	657,8
41,0	38,5	37,6	42,6	507,9	490,1	563,4	553,8
42,4	35,3	36,4	43,6	487,4	525,4	572,0	593,1
42,7	37,4	37,0	41,9	486,6	597,6	614,2	649,6
43,8	42,4	37,3	42,6	481,7	513,5	603,5	613,9
46,2	43,0	38,9	41,9	462,0	705,9	617,7	632,7
47,7	43,8	39,1	41,5	514,6	644,4	578,8	626,6

Mittel:

43,14	40,78	38,54	41,54	493,6	613,3	559,9	619,6

Grundfutterperiode II.

Prozente				Menge in g			
1	2	3	4	1	2	3	4
45,8	41,7	38,1	40,2	494,6	560,0	605,1	607,0
38,9	43,6	37,2	35,3	501,8	553,7	523,8	677,9
35,9	39,6	32,6	33,9	459,3	605,6	571,2	508,2
35,5	37,8	35,2	34,0	500,1	691,7	577,3	612,0
36,4	36,7	32,9	34,0	440,1	660,1	519,4	615,6
38,4	40,2	32,2	36,2	422,0	578,6	566,7	654,5
36,2	35,6	31,5	37,2	565,0	727,1	557,6	607,0

Im Mittel von 15 Tagen der Periode:

34,96	35,26	37,30	32,00	468,5	603,6	681,6	549,1

Ersatzfutterperiode III.

Prozente				Menge in g			
1	2	3	4	1	2	3	4
37,2	37,4	31,3	34,3	479,2	662,0	598,4	555,2
39,3	37,0	35,6	38,0	503,0	595,2	618,7	650,3
40,9	40,8	37,4	40,7	527,0	510,1	571,6	500,5
53,6	26,4	38,3	46,2	664,6	279,5	659,1	628,9
38,7	36,3	35,5	40,5	495,1	461,4	564,1	485,4
41,1	40,0	40,4	44,2	472,5	492,0	537,6	455,6
43,2	41,2	38,4	39,9	475,5	707,8	579,8	443,3
39,6	42,0	37,8	40,4	459,7	537,6	562,7	544,7
38,6	42,1	39,0	41,7	440,3	618,3	561,1	587,5
39,9	41,9	38,1	39,8	450,4	637,3	568,3	517,5
40,9	40,2	38,4	41,8	507,4	506,8	572,3	497,2
42,8	47,2	38,0	43,4	453,8	566,5	516,4	525,5
42,7	42,0	36,3	42,2	461,5	630,5	632,3	595,0
42,2	46,5	38,3	41,8	426,1	515,7	566,7	534,9
42,7	43,3	37,7	42,8	422,8	541,6	539,7	521,5
41,7	45,5	37,9	40,9	404,8	440,9	496,6	413,0
42,4	41,7	38,4	41,4	424,2	475,4	468,7	562,8
41,5	41,7	36,4	40,2	419,2	563,5	625,7	599,4
40,6	41,2	38,0	41,7	390,1	536,0	546,6	574,8
40,9	41,4	39,1	41,6	425,1	554,6	578,4	594,9

Mittel:

41,28	42,83	37,95	41,50	437,3	548,1	556,1	543,7

Ersatzfutterperiode IV.

Prozente				Menge in g			
1	2	3	4	1	2	3	4
42,2	41,1	34,0	33,0	522,7	649,5	703,4	481,8
43,1	39,0	34,9	35,0	417,9	655,4	750,1	440,7
40,9	41,7	38,0	45,1	596,8	712,6	706,8	536,9
43,2	43,0	38,2	42,0	652,9	735,0	714,9	684,9
41,4	42,6	38,0	42,5	699,7	928,7	802,6	684,3
42,9	42,6	37,3	44,6	642,9	771,4	731,7	650,9
42,2	42,7	34,9	43,9	666,1	776,5	774,8	842,1
42,4	43,0	35,0	42,4	666,3	773,1	742,4	791,9
41,7	41,5	34,8	44,3	634,0	822,1	776,5	842,4
40,2	43,8	35,8	45,4	662,5	682,5	726,1	840,0
42,8	43,6	35,8	42,4	577,9	750,4	727,4	772,0
41,1	44,2	36,9	40,9	686,5	663,0	676,0	690,7
39,8	44,4	36,2	41,5	625,3	683,6	727,8	634,7
40,1	44,4	37,1	41,7	697,7	802,7	712,1	592,6
40,6	43,3	37,0	42,0	654,1	701,0	651,2	755,6
38,8	38,6	36,9	40,8	613,2	674,8	716,2	677,5
41,4	46,3	37,0	41,6	695,2	888,6	706,7	735,6

Mittel:

40,86	43,27	36,21	42,36	651,3	744,2	716,2	733,3

Grundfutterperiode III.

Trockensubstanzprozente				Menge in g			
1	2	3	4	1	2	3	4
36,3	40,9	33,3	34,1	569,3	712,4	615,9	590,1
30,0	36,3	30,8	29,2	531,4	576,7	604,5	748,5
29,3	35,2	28,9	30,8	460,2	627,9	588,7	538,6
29,9	35,6	25,6	30,4	506,5	644,9	548,7	626,2
30,7	36,3	27,5	33,2	491,8	547,5	616,9	644,8
32,5	37,1	29,0	32,8	503,3	645,9	567,8	548,1
33,7	35,5	34,9	33,6	559,3	557,5	632,4	580,8
33,1	36,7	30,5	33,3	429,9	685,9	591,7	576,2
32,6	36,2	31,8	34,0	531,7	469,9	560,2	527,0
33,1	39,1	31,4	33,8	486,6	574,5	575,5	573,7
33,8	40,3	30,2	32,9	483,8	657,2	536,8	483,3
30,8	37,3	31,4	33,5	532,5	582,5	597,4	550,0
30,5	37,0	30,8	33,7	488,0	621,4	576,2	603,4
30,3	36,4	31,0	33,1	530,1	622,6	675,8	611,9
30,5	36,7	31,0	33,5	463,6	606,0	566,9	589,1

Mittel:

31,80	37,45	31,02	33,47	493,2	602,5	585,1	564,3

Gewicht des frischen Kotes in Grammen (täglich gewogen).

Grundfutterperiode I.				Ersatzfutterperiode I.			
1	2	3	4	1	2	3	4
1230	1820	1600	1600	1440	1800	1940	1900
1190	1520	1820	1720	1640	1820	1860	1766
1550	1520	1690	1630	1500	1590	1720	1750
1680	1420	1670	1510	1400	1540	1640	1670
1610	1580	1630	1560	1460	1450	1580	1400
1660	1570	1730	1720	1350	1620	1690	1480
1510	1830	1790	1950	1080	1570	1650	1800
1560	1800	1880	1830	1480	1540	1860	1620
1630	1630	1840	1790	1340	1540	1700	1580
1520	1870	1850	1980	1230	1570	1770	1560
1540	1610	1880	1950	1240	1450	1680	1760
1490	1840	2000	2020	1160	1600	1680	1620
1910	1760	1590	1550	1350	1750	1880	1800
1460	1760	1840	2220	1420	1570	1730	1650
1710	1840	1720	1870	1260	1750	1800	1750
1640	1840	1720	1750	1300	1620	1790	2020
1670	1870	2030	1440	1200	1520	1750	1570
1610	1670	1800	2030	1450	1490	1730	1730
1700	1810	1850	1740	1500	1590	1820	1770
1510	1880	1900	1550	1320	1700	1740	1730

Mittel:

1610	1785	1855	1825	1326	1591	1764	1705

Ersatzfutterperiode II.				Grundfutterperiode II.			
1	2	3	4	1	2	3	4
1020	1390	1450	1500	1080	1440	1590	1510
1310	1300	1600	1320	1290	1270	1410	1920
1230	1300	1620	1360	1280	1530	1750	1500
1280	1370	1560	1400	1410	1830	1640	1800
1110	1060	1350	1330	1210	1800	1580	1810
1110	1280	1490	1050	1100	1440	1760	1810
1280	1690	1710	1450	1560	1240	1770	1630
1170	1470	1440	1660	1290	1500	1870	1620
1100	1640	1300	1650	1280	1800	1890	1790
1110	1730	1330	1660	1290	1610	1650	1750
1070	1100	1280	1370	1430	1670	1870	1860
1160	1690	1300	1400	1350	1550	1850	1890
1050	1770	1360	1380	1310	1900	1830	1520
1290	1490	1520	1560	1360	1700	1770	1570
1240	1390	1500	1300	1320	1710	1840	1770
1150	1490	1570	1340	1070	1730	1870	1560
1140	1600	1660	1550	1490	1800	1810	1630
1100	1210	1620	1440	1440	1650	1800	1610
1000	1640	1590	1510	1480	1910	1960	1920
1080	1470	1480	1510	1180	1420	1740	1510
—	—	—	—	1540	1990	1870	1840
—	—	—	—	1280	1740	1790	1900

Mittel:

1128	1514	1458	1487	1340	1712	1827	1716

Ersatzfutterperiode III.				Ersatzfutterperiode IV.			
1	2	3	4	1	2	3	4
1290	1770	1910	1620	1240	1580	2070	1460
1280	1610	1740	1710	970	1680	2150	1260
1290	1250	1530	1230	1460	1710	1860	1190
1240	1060	1720	1360	1510	1710	1870	1630
1280	1270	1590	1200	1690	2180	2110	1610
1150	1230	1330	1030	1500	1810	1960	1460
1100	1720	1510	1110	1580	1820	2220	1920
1160	1720	1490	1350	1570	1800	2120	1870
1140	1470	1440	1410	1520	1980	2230	1900
1130	1520	1490	1300	1650	1560	2030	1850
1240	1260	1470	1190	1350	1720	2030	1820
1060	1200	1360	1210	1670	1500	1830	1690
1080	1500	1740	1410	1570	1540	2010	1530
1010	1110	1480	1280	1740	1810	1920	1420
990	1250	1430	1220	1610	1620	1760	1800
970	970	1310	1010	1580	1750	1940	1660
1000	1140	1220	1360	1680	1920	1910	1770
1010	1350	1720	1440	—	—	—	—
960	1300	1440	1380	—	—	—	—
1040	1340	1480	1430	—	—	—	—

Mittel:

1061	1284	1467	1307	1594	1720	1978	1731

Grundperiode III			
1	2	3	4
1570	1740	1910	1730
1770	1590	1960	2560
1570	1780	2040	1750
1690	1810	2140	2060
1600	1510	2240	1940
1550	1740	1960	1670
1660	1570	1810	1730
1300	1870	1940	1730
1630	1300	1760	1550
1470	1470	1830	1700
1430	1630	1780	1470
1730	1560	1900	1640
1600	1680	1870	1790
1750	1710	2180	1850
1520	1650	1830	1760

Mittel:

1554	1609	1886	1686

Dieser frische Kot, bei 70° C 24 Stunden lang getrocknet, ergab den „Lufttrockenen Kot", der zu den Analysen verwendet wurde, und dessen Menge in den Tabellen bereits niedergelegt ist. Als solcher besaß er immer noch einen zwischen 2 bis 4 Proz. schwankenden Wassergehalt. Die wirkliche *Kottrockensubstanz* — bei 100° C getrocknet — zeigt folgende *Zusammensetzung* in Prozenten:

	Roh-protein	Rein-protein	Peps. HCl-unl. N-Subst.	Roh-fett	N-freie Extrakt-stoffe	Roh-faser	Asche	Org. Substanz	N
Grundperiode I.									
Ziege 1 ..	12,2	11,0	8,6	2,9	42,2	27,0	15,6	84,4	1,9
„ 2 ..	12,1	10,9	8,6	2,7	41,4	28,1	15,7	84,3	1,9
„ 3 ..	12,8	10,9	8,5	2,9	41,5	25,7	17,0	83,0	2,1
„ 4 ..	11,9	10,5	8,1	2,8	41,7	27,8	15,8	84,2	1,9
Ersatzperiode I.									
Ziege 1 ..	12,3	10,5	8,0	2,9	37,8	32,1	14,9	85,1	2,0
„ 2 ..	11,9	10,3	7,2	2,3	39,0	32,1	14,7	85,3	1,9
„ 4 ..	12,1	10,4	7,7	2,6	40,2	29,9	15,2	84,8	1,9
„ 3 ..	11,7	9,9	7,7	2,8	41,0	29,2	15,3	84,7	1,9
Ersatzperiode II.									
Ziege 1 ..	12,8	11,2	8,2	2,7	40,8	30,4	13,4	86,7	2,0
„ 2 ..	12,2	11,5	8,2	2,5	41,7	29,9	13,7	86,3	1,9
„ 3 ..	12,4	10,8	7,8	2,3	41,6	30,0	13,7	86,3	2,0
„ 4 ..	12,1	11,2	8,2	2,3	43,0	29,0	13,6	86,4	1,9
Grundfutterperiode II.									
Ziege 1 ..	11,8	10,7	8,7	2,4	44,4	25,9	15,5	84,5	1,9
„ 2 ..	12,0	10,4	8,7	2,6	40,9	29,2	15,2	84,8	1,9
„ 3 ..	12,7	11,0	8,5	2,7	41,7	27,2	15,7	84,3	2,0
„ 4 ..	12,0	10,5	8,6	2,3	39,3	30,6	15,8	84,2	1,9
Ersatzfutterperiode III.									
Ziege 1 ..	11,9	10,9	8,8	2,3	45,1	27,0	13,7	86,3	1,9
„ 2 ..	11,4	10,9	8,0	2,3	46,0	26,9	13,4	86,6	1,8
„ 3 ..	12,3	11,7	8,7	2,1	44,9	26,8	13,9	86,1	2,0
„ 4 ..	11,5	10,6	7,6	2,6	44,5	27,7	13,7	86,3	1,8
Ersatzperiode IV.									
Ziege 1 ..	16,3	14,5	10,8	4,1	38,3	28,7	12,6	87,4	2,6
„ 2 ..	15,3	13,6	9,6	3,7	39,5	29,1	12,5	87,5	2,4
„ 3 ..	16,9	14,5	9,9	4,2	39,8	26,5	12,6	87,4	2,7
„ 4 ..	16,4	14,5	10,3	4,3	39,7	27,5	13,1	87,9	2,6
Grundperiode III.									
Ziege 1 ..	11,6	10,5	8,9	2,3	43,3	27,4	15,4	84,6	1,9
„ 2 ..	11,5	10,6	8,3	2,7	42,4	27,8	15,6	84,4	1,8
„ 3 ..	13,7	11,3	8,5	3,1	42,0	26,6	14,6	85,4	2,0
„ 4 ..	11,3	10,7	8,1	3,3	43,4	26,4	15,6	84,4	1,8

Harnausscheidung.

Grundfutterperiode I.

Harnmenge in Liter angegeben				N im Harn, in g			
1	2	3	4	1	2	3	4
2,0	4,3	2,3	1,5	13,9	16,9	18,4	16,8
1,5	3,8	2,5	1,4	15,0	17,3	24,0	16,7
2,0	1,5	2,1	1,8	14,8	15,0	16,4	15,0
2,3	2,5	2,0	1,5	16,6	18,4	17,4	20,5
3,0	2,1	2,0	1,3	22,8	15,7	16,6	16,2
2,5	2,0	1,8	1,8	16,5	15,5	15,1	19,2
2,8	2,8	2,5	2,0	15,5	16,3	16,0	17,1
3,1	3,0	3,4	2,0	16,8	16,4	16,0	18,4
2,5	2,5	2,1	1,8	16,6	18,3	15,6	15,8
2,5	2,9	2,5	2,4	16,3	22,9	17,2	17,4
2,4	2,1	2,5	2,9	15,9	15,6	16,7	18,8
2,3	2,5	2,4	2,6	13,9	15,4	16,4	15,3
3,0	2,5	2,8	2,5	21,0	17,9	17,8	19,0
2,1	2,6	2,5	2,5	15,7	16,4	16,9	18,6
2,8	2,4	2,5	2,5	17,5	17,4	16,9	17,6
3,3	3,8	2,3	2,3	16,8	17,1	15,9	19,0
2,9	4,8	2,8	2,3	17,5	17,8	16,6	19,5
3,3	4,3	2,8	2,9	14,9	16,6	15,6	19,9
3,0	3,6	2,5	2,4	16,5	16,0	15,5	18,4
2,9	3,3	3,0	2,8	16,4	16,4	17,0	18,6

Mittel:

2,76	3,08	2,53	2,46	16,6	17,3	16,5	18,3

Ersatzfutterperiode I.

Harnmenge in Liter angegeben				N im Harn, in g			
1	2	3	4	1	2	3	4
2,5	2,7	3,2	2,7	13,5	12,3	16,4	18,6
3,8	4,5	4,0	3,0	18,6	16,0	16,6	17,9
3,8	4,1	3,8	3,8	16,0	16,5	17,5	17,2
3,0	4,0	3,1	2,8	17,0	17,6	16,9	18,5
4,0	3,8	3,3	3,3	15,6	16,1	16,2	18,5
4,0	4,5	3,0	3,0	18,0	16,7	16,4	17,5
3,3	3,8	3,2	2,8	17,6	17,2	16,6	19,7
4,1	3,8	3,0	3,3	17,9	15,8	15,9	19,4
3,8	3,5	3,3	3,3	15,9	17,3	17,1	19,6
2,6	3,3	2,9	2,2	15,7	17,5	16,9	18,9
4,1	3,5	3,2	2,8	19,9	17,9	16,7	20,5
3,4	3,5	2,3	2,7	17,0	16,4	16,2	19,1
4,3	3,5	3,0	3,4	17,0	17,3	16,4	19,0
4,2	4,2	3,4	3,1	17,1	15,9	16,4	20,0
3,9	4,5	3,2	2,8	15,1	16,4	16,2	18,5
3,8	3,9	3,5	4,0	16,3	17,3	16,4	18,2
3,9	3,4	3,3	2,8	18,9	16,5	16,4	18,2
3,9	3,9	3,2	3,2	16,6	16,8	16,8	18,2
4,1	3,4	3,2	3,4	15,5	17,5	17,8	19,5
4,0	4,5	3,8	3,0	17,4	18,2	16,4	17,9

Mittel:

3,85	3,75	3,21	3,06	16,8	17,0	16,6	18,9

Ersatzfutterperiode II.

Harnmenge in Liter angegeben				N im Harn, in g			
1	2	3	4	1	2	3	4
4,0	4,5	3,8	3,6	17,1	18,0	15,8	15,0
2,9	4,0	3,4	3,8	13,2	13,7	14,8	15,8
3,3	3,0	3,0	2,8	13,2	13,4	14,5	15,0
3,5	3,7	2,8	3,3	13,8	13,4	14,0	15,3
3,9	4,0	3,2	3,1	12,2	14,5	16,5	14,8
3,2	4,2	2,8	2,3	12,8	13,5	14,7	16,1
4,4	3,8	3,7	2,9	13,2	13,3	13,9	14,8
3,9	3,8	3,0	3,3	14,6	13,6	14,6	15,6
4,5	4,0	3,3	3,5	13,9	13,3	13,5	14,5
4,4	4,0	3,2	3,5	13,9	13,2	13,5	14,5
3,2	3,2	3,3	3,6	13,2	13,3	13,2	14,9
2,4	4,9	2,3	2,8	13,2	15,5	13,0	15,6
3,2	6,7	2,8	2,5	12,5	14,9	12,6	14,3
2,0	6,0	3,3	3,2	13,3	14,0	13,7	14,5
3,5	5,2	3,1	2,0	12,6	14,8	14,4	13,3
3,2	5,1	2,7	2,4	13,2	13.1	13,3	16,5
3,0	5,3	2,2	2,4	13,2	13,4	13,4	13,7
3,7	3,1	2,7	2,8	13,5	13,2	15,3	13,7
3,5	5,4	2,7	2,7	14,1	12,7	13,4	14,1
3,9	5,L	2,8	2,7	14,1	12,7	13,4	14,2
			Mittel:				
3,30	4,70	2,90	2,90	13,5	13,6	13,6	14,6

Grundfutterperiode II[1]).

Harnmenge in Liter angegeben				N im Harn, in g.			
1	2	3	4	1	2	3	4
6,9	7,6	5,2	5,7	30,2	31,8	29,5	34,0
7,3	7,1	6,6	5,1	34,9	34,1	34,8	33,5
7,3	8,2	5,0	5,1	39,0	34,7	32,6	37,1
6,8	8,1	5,8	5,5	36,4	34,4	32,8	39,4
7,7	9,2	5,5	5,8	38,9	37,5	35,6	39,5
7,6	7,5	5,9	6,5	39,4	33,1	33,4	36,4
8,0	7,6	6,3	5,9	35,5	33,1	29,1	35,6
6,6	6,2	5,9	5,2	34,6	32,5	33,7	36,9
8,8	7,0	5,8	6,2	37,8	34,7	32,7	37,1
8,8	6,5	6,5	6,4	37,3	33,2	32,6	37,2
8,9	7,8	5,9	5,9	37,7	37,2	34,7	37,8
			Mittel:				
4,00	3,70	2,90	2,90	18,6	17,2	16,6	18,7

[1]) Siehe Anmerkung am Schluß dieser Tabellen.

Ersatzfutterperiode III.

Harnmenge in Liter angegeben				N im Harn, in g			
1	2	3	4	1	2	3	4
7,8	8,0	7,4	6,3	35,1	30,8	31,0	33,2
9,1	8,8	7,2	8,0	34,0	30,7	30,7	32,3
8,9	7,6	7,2	7,0	31,2	30,2	30,6	33,4
9,6	8,8	7,1	7,2	31,5	31,6	29,7	34,0
9,1	8,6	7,1	8,0	36,0	30,9	27,0	33,9
8,8	8,7	7,4	7,1	34,7	32,0	29,3	32,6
8,8	6,8	5,9	7,1	38,4	31,1	26,8	32,1
8,8	7,8	7,7	7,3	33,7	30,5	27,5	31,0
9,0	7,8	6,8	8,0	31,4	31,0	27,4	31,9
8,7	6,8	6,4	6,3	34,6	28,6	29,5	29,1

Mittel:

4,40	3,90	3,40	3,70	17,3	15,4	14,8	15,2

Ersatzfutterperiode IV.

Harnmenge in Liter angegeben				N im Harn, in g			
1	2	3	4	1	2	3	4
7,8	7,0	7,8	9,4	26,0	25,4	25,5	24,5
8,5	6,3	5,7	8,8	30,5	30,0	27,0	29,8
8,3	6,8	5,9	4,6	33,8	30,0	26,5	26,6
8,1	5,9	6,0	6,0	34,1	30,0	27,0	32,9
7,9	6,8	6,9	6,7	32,5	30,5	28,1	31,2
9,0	7,1	6,0	7,0	31,0	30,7	27,1	30,6
3,8	3,6	3,3	3,0*)	12,4	15,7	13,9	13,9*)
4,9	4,0	3,5	3,8*)	18,1	15,4	15,0	14,0*)
4,1	3,7	2,5	2,6*)	15,9	18,5	13,0	14,2*)
8,8	7,3	6,7	4,9	35,1	29,4	30,0	30,7

Mittel:

4,25	3,55	3,19	3,10	16,2	15,5	14,1	15,1

*) Tägliche Analyse.

Grundfutterperiode III.

Harnmenge in Liter angegeben				N im Harn, in g			
1	2	3	4	1	2	3	4
3,9	4,1	2,3	3,1*)	19,9	18,1	16,9	18,0*)
8,6	7,4	6,0	6,8	37,4	39,0	38,0	41,2
8,9	8,3	7,9	5,8	40,8	37,0	37,8	40,0
8,8	7,8	6,6	6,0	40,6	38,0	37,1	39,9
8,7	7,8	6,7	5,9	38,0	38,0	37,1	38,5
7,8	8,1	7,6	6,9	39,7	37,7	37,8	38,8
9,0	8,1	7,1	6,9	40,0	38,0	37,0	37,3
4,9	3,5	4,0	3,9*)	20,2	20,5	18,6	16,8*)
4,6	4,4	3,3	3,1*)	20,0	19,3	18,7	17,0*)

Mittel:

4,40	3,90	3,60	3,30	19,7	19,2	18,6	18,5

*) Tägliche Analyse.

Von der Grundfutterperiode II an wurde nicht mehr die Harnmenge eines jeden Tages, sondern die Menge von je 2 Tagen untersucht, infolgedessen stets die Summe der Harnausscheidungen zweier aufeinanderfolgender Tage in den Tabellen von dieser Zeit an vermerkt ist.

Gewicht der Ziegen in Kilogrammen.

Grundfutterperiode I.					Ersatzfutterperiode I.				
1	2	3	4	5	1	2	3	4	5
37,2	39,0	36,4	33,1	34,5	37,9	38,2	36,0	34,9	35,0
36,9	39,0	36,1	33,0	34,8	38,6	38,2	36,4	35,0	34,9
37,0	38,7	35,7	33,1	33,7	38,6	38,2	36,2	35,0	35,5
37,1	38,7	35,5	33,2	33,7	38,5	38,1	36,1	35,1	34,9
37,2	38,6	35,5	33,3	34,0	38,5	38,2	36,2	35,3	35,0
37,3	38,8	35,5	33,7	34,1	37,5	38,3	36,3	35,4	35,1
37,7	39,0	36,1	34,5	34,5	37,5	38,6	36,6	35,8	35,5
37,8	38,9	36,3	34,3	34,8	37,5	38,3	36,6	35,7	35,3
37,7	38,7	36,6	34,5	34,4	37,3	38,3	36,6	35,7	35,0
37,4	38,8	36,2	34,4	34,2	36,9	38,2	36,6	35,6	35,9
38,0	38,7	36,3	34,8	34,7	37,4	38,4	36,3	35,5	35,7
38,2	38,5	36,3	34,4	34,6	37,6	38,6	36,4	36,0	36,3
38,3	38,7	36,6	34,9	34,6	38,1	38,3	36,7	36,3	36,2
37,9	38,7	36,8	34,9	34,6	38,3	38,7	36,7	36,4	36,6
38,3	38,4	36,1	34,7	34,8	37,8	38,5	36,6	36,0	35,7
38,3	38,0	36,0	34,5	34,8	37,6	38,4	36,6	36,4	36,3
38,3	37,6	36,0	34,3	34,9	37,9	38,6	36,6	36,4	36,4
37,8	37,5	36,0	34,7	35,0	38,4	38,1	36,7	36,5	36,0
38,0	37,6	36,0	34,7	35,0	38,1	38,5	36,6	36,3	36,5
38,0	38,1	36,0	34,7	35,0	38,2	38,4	36,5	36,6	36,2
					Mittel:				
38,0	38,3	36,3	34,6	34,6	37,8	38,4	36,6	36,1	36,0

Ersatzfutterperiode II.					Grundfutterperiode II.				
1	2	3	4	5	1	2	3	4	5
38,2	38,5	36,6	36,7	36,5	37,8	39,3	37,5	38,4	34,6
38,3	38,8	36,6	37,0	37,1	38,2	39,5	37,5	38,2	35,0
39,1	39,0	37,0	37,3	36,5	37,8	39,6	37,3	37,5	34,9
38,8	39,6	37,2	37,6	36,2	37,3	39,5	37,2	37,4	35,1
38,8	40,2	37,7	38,2	37,6	37,4	39,3	36,8	36,9	34,6
39,1	40,4	37,3	36,6	37,1	37,4	38,8	36,6	37,1	36,0
39,0	41,2	37,2	36,8	37,3	37,9	38,6	36,6	36,6	35,4
38,5	41,3	36,9	38,5	36,6	37,3	38,3	36,7	37,0	36,0
38,3	41,5	36,8	37,5	39,3	37,6	38,0	35,3	36,9	34,6
38,2	41,2	36,8	37,6	37,6	38,1	38,1	36,2	36,4	34,6
38,1	40,7	36,9	37,8	37,3	37,9	38,2	36,2	36,7	34,3
37,6	40,4	36,9	37,8	37,3	37,8	38,6	36,7	36,8	35,1
38,0	40,4	37,3	37,8	35,3	37,7	39,1	37,0	36,8	35,7
38,0	39,0	37,8	37,9	35,1	37,3	38,9	36,8	36,7	35,3
37,7	38,7	37,7	38,1	35,8	37,8	39,1	37,0	37,1	36,7
37,9	38,8	37,6	38,5	35,3	37,5	38,9	37,4	36,9	35,8
38,4	39,0	37,5	38,6	35,2	37,9	39,4	36,9	37,4	36,0
38,4	38,8	37,6	38,5	34,5	37,9	39,4	36,8	37,4	35,8
38,3	39,2	37,6	38,0	34,7	37,7	39,1	37,1	37,5	35,6
38,3	39,4	37,9	38,8	34,7	37,6	39,1	37,1	37,7	35,9
—	—	—	—	—	37,6	39,9	37,4	38,3	37,4
—	—	—	—	—	37,5	40,0	37,3	38,2	37,4
					Mittel:				
38,1	39,9	37,3	38,1	—	37,7	38,9	36,8	37,2	35,8

Ersatzfutterperiode III.					Ersatzfutterperiode IV.				
1	2	3	4	5	1	2	3	4	5
38,2	40,3	37,7	38,4	37,7	39,1	39,8	38,5	39,7	36,1
38,7	39,9	37,4	38,5	36,9	38,7	40,6	38,4	38,9	35,4
39,0	40,0	37,5	38,7	37,1	40,4	40,4	37,8	37,7	37,1
38,5	39,6	37,3	38,8	36,9	41,6	41,3	38,4	40,0	38,1
38,9	39,9	36,5	38,3	36,2	41,3	42,0	38,8	39,1	36,0
38,9	40,1	37,0	38,8	36,2	41,2	41,5	39,3	39,4	36,2
38,5	40,3	36,6	38,8	37,3	40,9	41,2	39,0	40,5	36,4
38,7	40,3	37,1	38,9	37,3	41,1	41,3	39,1	40,6	37,0
38,9	40,4	37,3	39,0	35,5	41,0	41,1	38,8	40,5	36,5
38,5	40,4	37,3	38,5	35,6	41,4	41,3	38,8	40,5	36,9
38,5	40,0	37,5	38,7	36,4	41,5	41,2	38,8	41,3	36,3
38,2	39,5	37,0	39,9	35,3	42,2	41,2	38,7	40,0	37,3
38,2	40,0	37,6	39,3	36,1	41,8	41,2	39,3	40,0	37,6
38,5	39,7	37,8	39,3	36,5	42,2	41,2	39,3	40,4	37,2
38,5	39,8	38,1	39,9	37,3	42,2	41,2	39,5	40,6	37,6
39,0	39,6	38,0	39,6	36,0	41,5	41,2	40,0	40,5	37,9
39,0	39,5	38,2	39,7	36,2	41,9	41,2	40,0	40,8	37,7
39,0	39,5	38,5	40,3	35,7	—	—	—	—	—
39,0	39,5	38,1	39,4	35,4	—	—	—	—	—
39,1	40,0	37,9	40,4	36,4	—	—	—	—	—

Mittel:

1	2	3	4	5	1	2	3	4	5
38,7	39,9	37,7	39,4	36,1	41,7	41,2	39,2	40,5	37,2

Grundfutterperiode III.				
1	2	3	4	5
41,9	41,1	40,3	41,4	38,1
41,8	41,3	40,3	40,7	38,5
41,1	40,6	40,1	39,4	38,1
41,0	40,5	39,7	39,2	37,4
40,9	40,1	39,1	39,1	36,7
40,7	39,9	38,6	38,5	36,2
40,7	39,6	38,4	38,9	36,1
40,7	40,0	38,6	39,3	36,0
40,8	39,8	38,0	38,9	36,5
40,8	39,8	38,1	39,1	36,0
41,1	39,9	38,3	38,9	36,5
41,6	39,7	38,3	39,3	36,7
41,4	40,2	38,4	39,5	36,7
41,4	40,4	38,6	39,6	37,0
41,6	40,5	38,6	39,4	37,1
41,5	40,5	38,6	39,5	37,0

Mittel:

1	2	3	4	5
41,2	40,1	38,4	39,3	36,6

Biochemische Zeitschrift. Bd. 160, Heft 4/6.

Druck von Friedr. Vieweg & Sohn Akt.-Ges., Braunschweig.